切れ目のない産後ケアを！

なぜ、
産前産後ケアが
求められるのか？

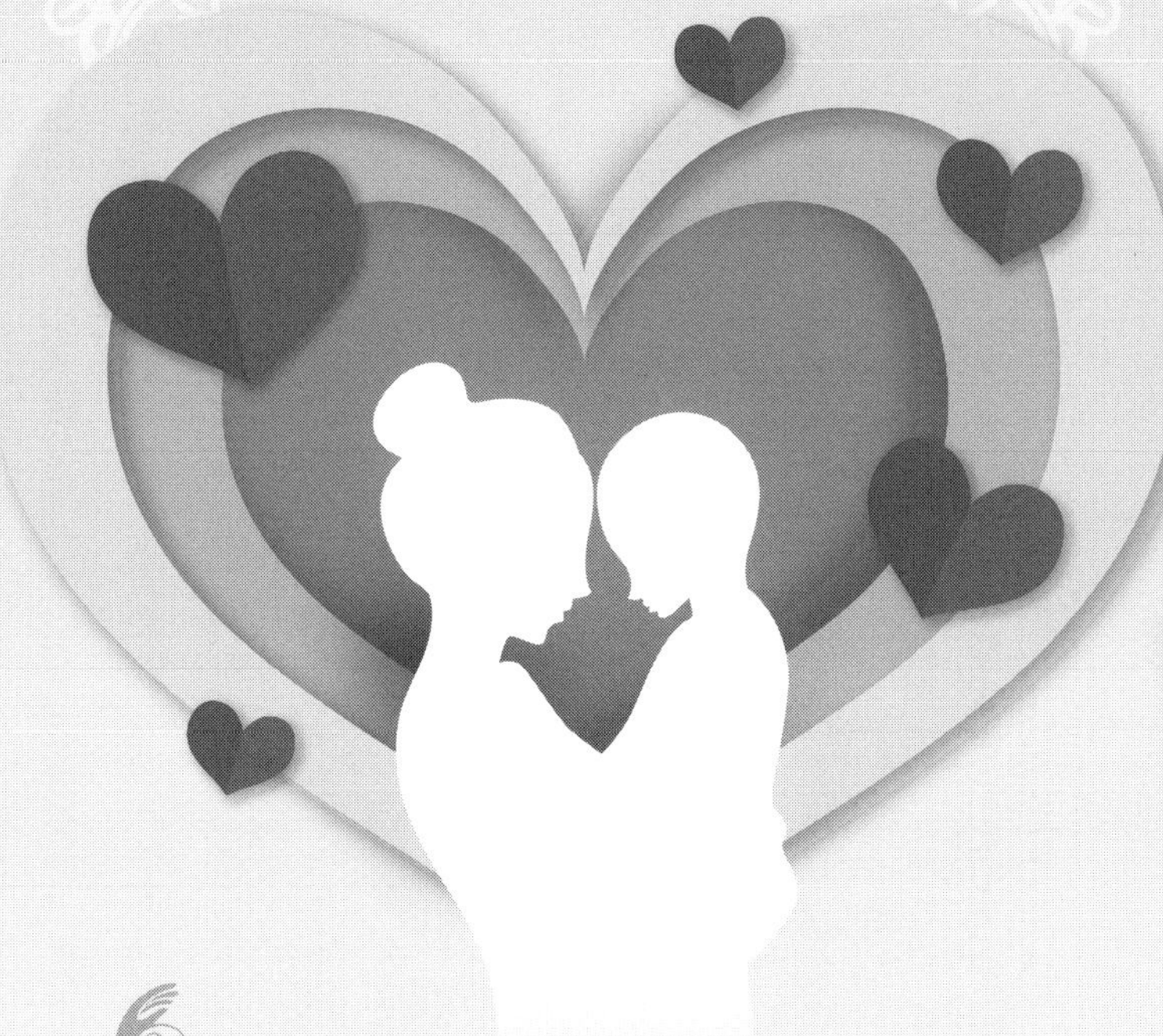

SEAMLESS POSTPARTUM CARE

監修

一般社団法人 日本子育て包括支援推進機構

はじめに

2023年1月4日、岸田文雄首相が年頭記者会見で「異次元の少子化対策に挑戦する」と表明した。超高齢社会の到来と同時に、2022年の出生数が80万人を割り込むなど、少子化対策は〝待ったなし〟の状況だ。

岸田首相は子育て支援強化について、①児童手当など経済支援強化、②学童保育や病児保育を含めた幼児教育・保育サービスの強化と産後ケア・一時預かりなど（伴走型支援）の全ての子育て家庭への支援拡充、③仕事と育児を両立する女性の働き方改革の推進─の3点を中心に、担当大臣に対して政策の取りまとめを指示した。

ただ、子育て支援で重要なのは手当や施設の拡充だけではない。出産後の母親らを支援する「産後ケア」の担い手の整備も必須だ。母親の産後うつや児童虐待の予防も不可欠で、ケアが必要な人への周知も求められる。さらに、支援の現場は人手不足の煽りもあって、赤字運営を余儀なくされているという実態も浮かび上がっている。

産後ケアという事業は生後1年以内の乳児を助産師らが一時的に預かるなどしながら、母親が休息を取ったり、授乳指導や育児相談を受けられたりするサービスを指す。2021年4月の母子保健法改正では、市区町村に努力義務が課された。各自治体は施設の整備と合わせて産後ケアに携わる人材の養成が求められる。その際、民間企業の知恵やノウハウを活用することが重要だ。そして、産後ケアは地域による「切れ目のないサポート体制」が重要になる。

本著は産後ケア事業に携わる方々や自治体関係者、民間企業の関係者、そして母親など産後ケアの基礎知識を理念・実務・運営という側面から分かりやすくまとめたものだ。中でも第4章では全国の市町村における産後ケア施設の整備状況をリストにして一目で分かるようにした。

子どもは国の宝――。生まれてくる赤ちゃんと出産という大きな人生の節目を迎えた母親とその家族を国、行政、民間、そして地域社会がいかに支えていくか。国民一人ひとりに本著が行き届くことを願ってやまない。

2023年12月吉日

『財界』編集部

目次

3 産後ケア施設 開設資金計画の実際

長 隆（日本子育て包括支援推進機構代表理事）

4 産後ケア施設認定&産後ケアプロバイダー資格認定

古谷 健一（日本子育て包括支援推進機構理事）

第4章　全国産後ケア施設（宿泊型）一覧リスト

産後ケア事業について

第1章

「産後ケア施設」をどう運営するか

「産後ケア施設」をどう運営するか？

1

官民協働の産後ケア施設の開設に向けて

福島 富士子（日本子育て包括支援推進機構理事）

1 出生数の推移と母子保健施策

第一次ベビーブームがあった１９４７年から３年間と、その世代のご子息・ご息女の第二次ベビーブームがあった１９７１年からの３年間は、出生数は上がっています。しかし、当然予測されるべき１９９９年あたりの第三次ベビーブームというのが来なかったということが、今の少子化問題につながっているということが社会認識でした。

そして、２０１６年以降、現在まで出生数は１００万人未満となっています。推移を見ていくと、丙午《ひのえうま》の年に急激に出生率が下がったわけですが、これは60年に1回起こるという日本のジンクス、言い伝えがあるといいます。次の丙午の年は２０２６年ですが、ジンクス通り、出生率が急激に下がるのかどうかというのは興味があるところです。

こういう背景から国はずいぶんいろいろな少子化対策を打ち出してきました。それまで出産後の母親を支えていたのは助産院です。妊娠期から出産、産後の子育てについても話を聞いてくれる存在でした。私はここにヒントがあると考え、助産院の調査を２０００年から始め、支援内容の詳細が明らかになってきました。

２０００年を超えてから、「健やか親子21」という国の母子保健の政策も立ち上がり、母子保健と福祉が少子化対策にも進んで来ました。ただ、それ以降、ほとんど大きな動きはありませんでした。そんな中、２０１４年から２０１５年にかけて子育て支援計画が、２０１６年に子ども・子育て支援法の改正と一億総活躍プランとができあがってきました。

この中で母子保健施策として保健対策、医療対策、母子保健のための基盤整備の３つが柱に置かれ、その後、２０１４年に妊娠・出産包括支援モデル事業として母子保健相談指導事業、産前・産後サポート事業、産後ケア事業の３つを妊娠出産包括支援事業

図表1　母子保健施策の3つの柱

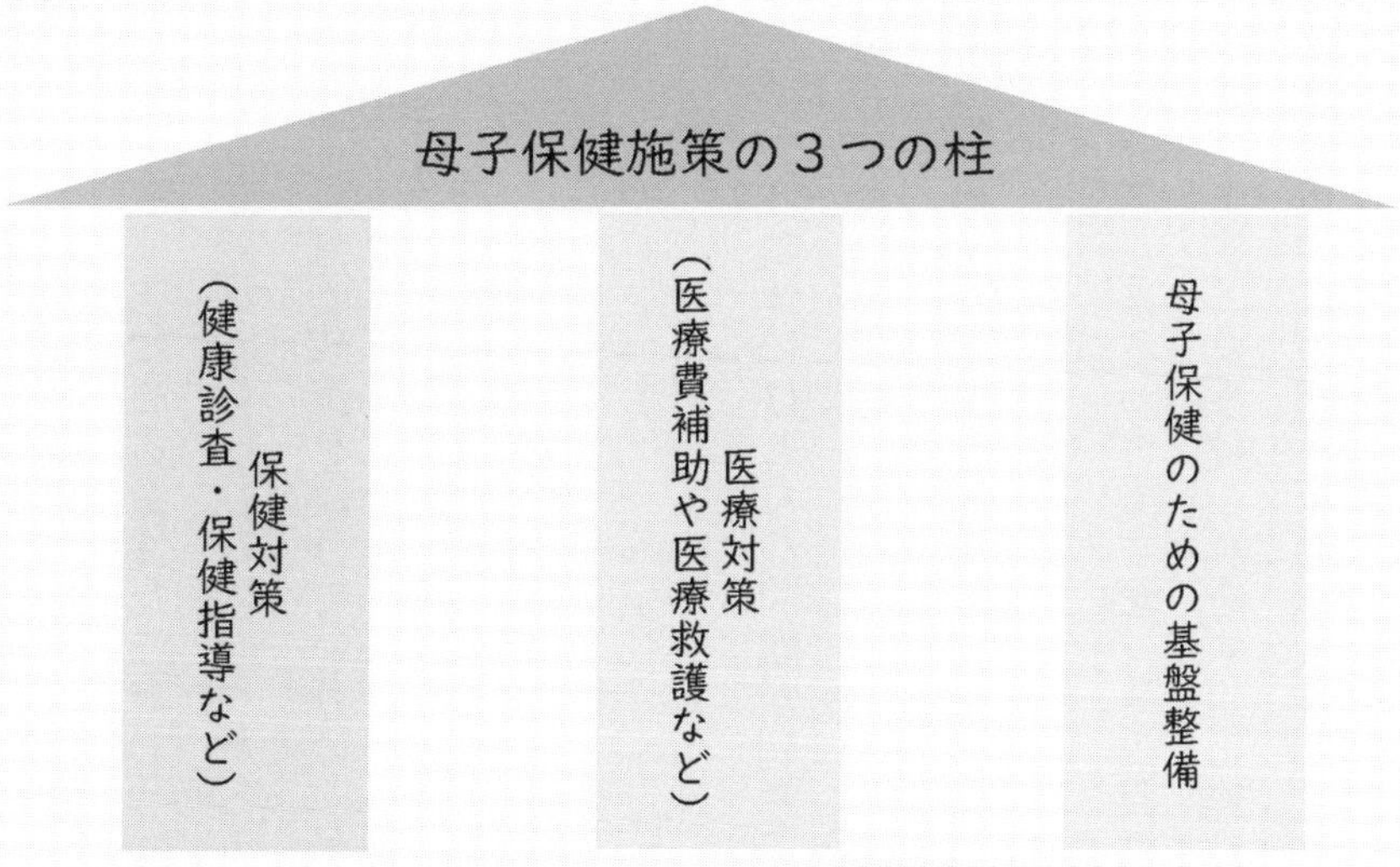

として1つにまとめたのが2015年です（図表1）。

今の母子保健政策のキーワードは「地域における切れ目のない妊娠・出産・子育て支援の強化」です。それを訴えていく中で、「何をすれば少子化対策になるのか？」と常に聞かれてきましたが、明日になれば問題が解決されるという魔法のような解決策はありません。子どもを産むと決め、子育てを始める女性たちをしっかり支援して、産んで良かったと思えたり、皆に守られながら自分自身の人生も充実してくるものになったと1人でも多くの女性やそのご家族に感じていただきたい。地域での妊娠・出産・子育て政策を続けていけば、子どもを産んでみたいと思う若い人たちも増えていくのではないかと考えています。

2　女性の体の変化

産後ケアを実施していく上で、まず大事なことは女性の体の変化です。女性の体にはどんな問題が起きているのか。女性の産後のホルモンの変化を見ていくと、女性は平時で妊娠していなくても、月経から次の月経の間に大きく変動します。「エストロゲン」と「プロゲステロン」というホルモンが、視床下部というところから出るのです。

そのエストロゲンとプロゲステロンにより排卵が起こり、妊娠するチャンスが来るわけですが、その月は妊娠しないと体が気付くと、この2つのホルモンが下がり、次の生理が始まります。女性はこれをずっと繰り返して人生を過ごしていきます。一方で妊娠すると、プロゲステロンという赤ちゃんの卵子を温めようとする黄体ホルモンが高くなり、つわりといった症状が出てきます。

妊娠から1カ月ほどが経つと、おっぱいが張って来たり、吐き気を催したりします。そして、妊娠5カ月ぐらいになると、赤ちゃんの胎盤が大きくなって胎盤からこのホルモンが出るようになります。その結果、女性のつわりも収まってきます。このように、出産に向けて2つの女性ホルモンは大きく変化するのです。ですから、産後の疲労は大きな赤ちゃんを生んだり、時間がかかったというだけではなく、この女性ホルモンがゼロになるということの辛さなのです。ここの部分に対してサポートが必要です。

毎月のホルモンが20階建てのマンションの高さとすると、妊娠時にはエベレストの高さまで上昇していきます。頂点まで上がった2つのホルモンは、赤ちゃんが生まれた後に胎盤が剥がれた瞬間（後産）、一気にゼロになります（図表2）。女性はホルモンが急激に下がるから辛いということになかなか気づいてもらえないのです。

そしてそのゼロになったホルモンが視床下部にあるアーモンドほどの大きさの組織から卵巣に向けて指令が出ます。その指令を受けた卵巣からホルモンが分泌されてくるまでに2週間から3週間ほどの月

図表2　通常時のホルモン変化と妊娠中のホルモン変化

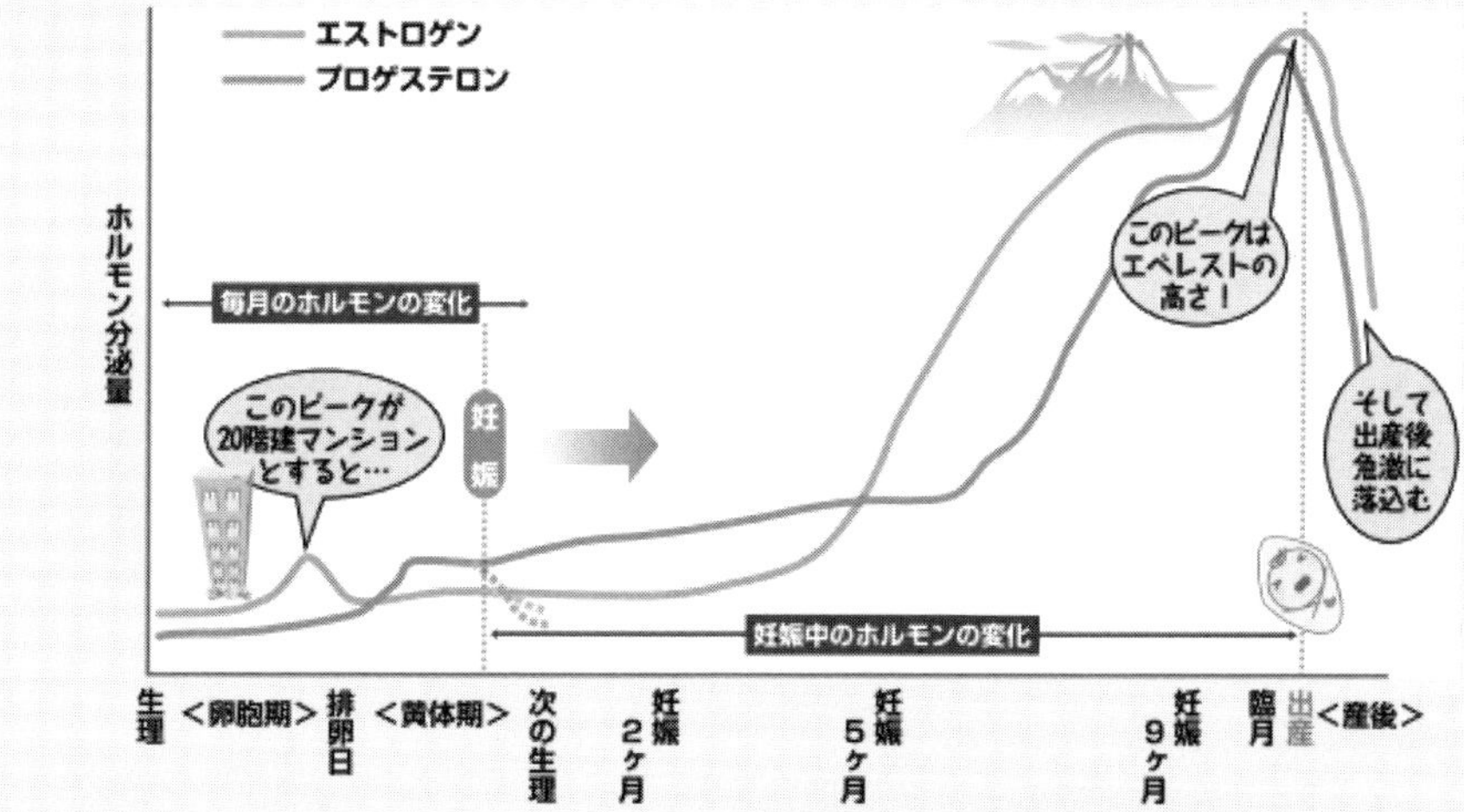

『産前産後の妻を守るためのガイドブック』（横浜の産み育てを考える会）より

日を要します。そのホルモンの分泌が落ち着いてくると、再び生理が始まるのです。ですから、生理が元に戻っていくまでの女性は、ホルモンによって様々な感情の変化が起こることになります。

例えば、ちょっとした何気ない言葉であっても、それを耳にした女性が惨めな気持ちになったり、自分を傷つけたくなったりするのです。涙が止まらなくなったりすることもよくあります。「本当に大変だったね」と出産に対する労《ねぎら》いの言葉を投げかけたとしても、周囲が赤ちゃんばかりに注目してしまい、自分はこんなに大変な思いをしたのに、誰も見向きもしてくれないという気持ちになってしまうのです。

こういったことが原因で、女性はイライラしたり、眠れなくなったりします。「産後うつ」というのは、ホルモンの分泌量が最大値になったときに症状が大きくなって出てくる症状ではありますが、その後に起こる産後うつに似た症状は、多くの人たちに起こり得るものなのです（図表3）。

図表3　産後の疲労は誰にでもある

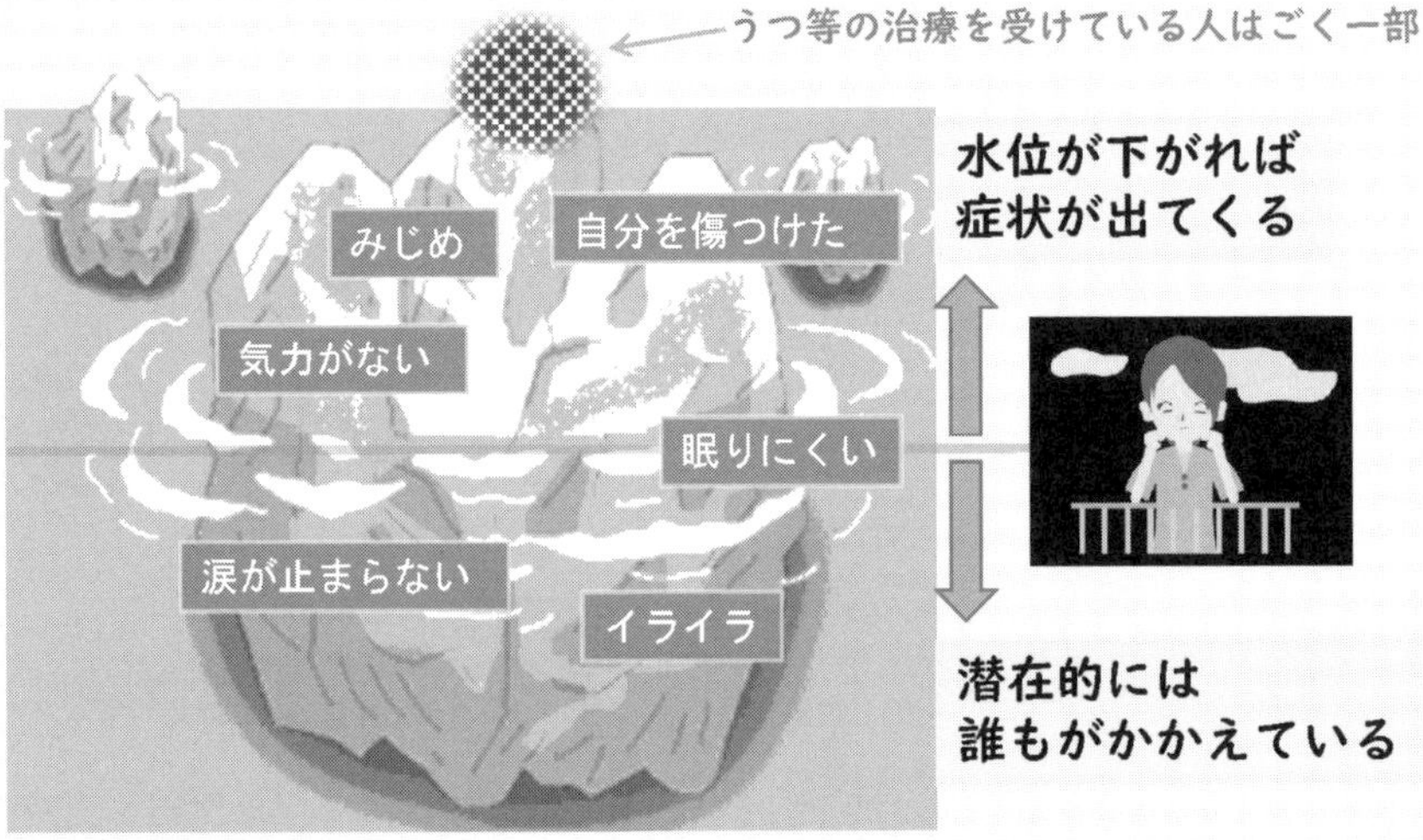

3　良好な母子の愛着形成

そしてもう1つ、産後ケアにとって大事なことは、出産後の赤ちゃんと一緒に過ごす時間です。出産直後の女性は身体的な負担が大きく、疲労困憊の状態になっているのですが、一方で生まれたばかりの赤ちゃんにとっては、母親と過ごす時間が非常に重要になります。人間の赤ちゃんは裸で生まれ、数時間後にはおっぱいを求めます。しかし、他の動物と違って自らおっぱいを吸いには行けません。

ハイハイができるのは、ずいぶん時間が経ってからです。首がすわるのも3～4カ月先です。それまでは首が柔らかいまま。しかし、この時間は赤ちゃんにとっては、人間としてスタートする大事な期間となります。人間として育っていくための大事な時間なのです。ですから、母親から赤ちゃんに言葉がけをし、早期の親子関係を築くことが求められます。産後早期の親子関係が精神的健康問題の早期予防、発見、治療の役割を果たすのです。

早期の親子関係の質が個人の長期的な精神的健康を決定づける鍵です。赤ちゃんは生んでくれた母親に抱っこしてもらい、皮膚の接触やスキンシップを通じて情緒の安定につながっていきます。おっぱいをあげることによる乳頭の刺激が赤ちゃんに安心感を与えるといった脳の研究も進んでいます。そして何よりも同じ時間を過ごすことで赤ちゃんとの強い絆を育むことができるのです。

母親にとっても大きな意味があります。赤ちゃんに対する敏感な感受性が養われるからです。熱っぽいな、機嫌がいいなといった感覚は赤ちゃんとの接触を通じて感じていくものです。しかし、この前提は出産後の母親が赤ちゃんと同じ時間を過ごすという環境があってのものになります。それなのに、産後の女性は家事や仕事に追われ、赤ちゃんとの時間を過ごす機会が失われているのです。

図表4　良好な母子の愛着形成を促進する支援

母親側

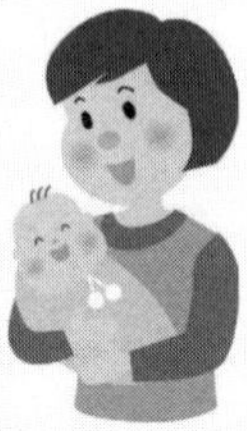

- 出産後ホルモンの劇的な低下
- 心身ともに疲労、育児不安

子ども側

- 人生の心理的健康を決定しうる重要な時期
- 愛着を形成する上でも最も大事な時期

親子関係の質が個人の長期的で社会的・心理的健康を本質的に決定づけるものである。

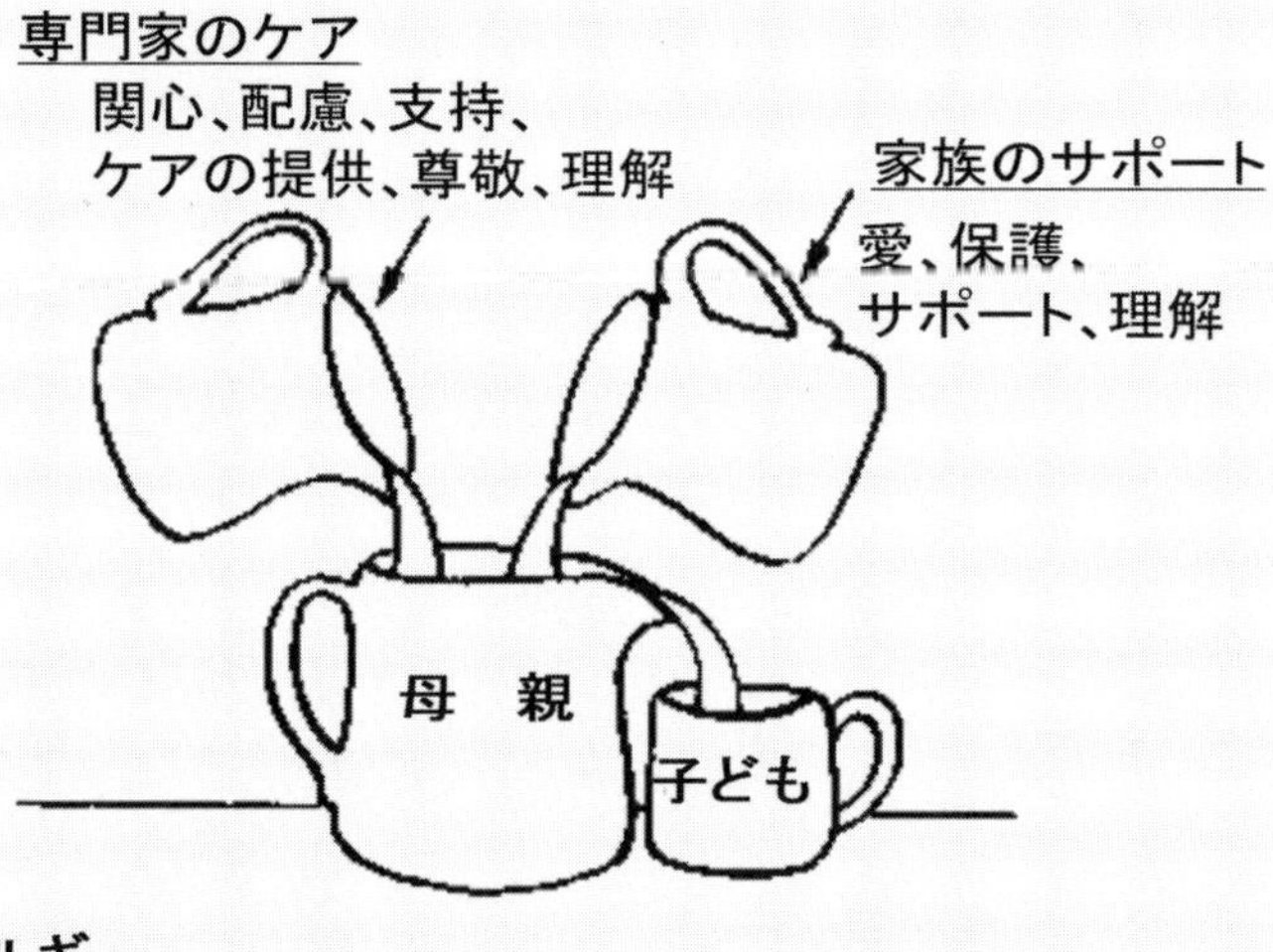

母親のエネルギー
家族の温かいサポートと専門家のケアを受けて妊婦のエネルギーが満ちあふれる。それが子どものケアをする源となる。

Clausen,J.P.,et al. :Maternity Nursing Today, McGraw-Hill, 1973より

図表4は1973年に書かれたものですが、この図表の意味するところは、母親のエネルギーがどのように満たされているかです。赤ちゃんを生んだ母親は周囲の人々の関心や配慮、家族のサポート、他にも地域の人々、子育て支援をする保育園やNPOといった専門家のケアなどによって、母親は満たされます。そして母親が満たされることで、初めて子どもにも愛情や保護、支援が注がれていくのです。

先ほど申し上げたように、変化したホルモンバランスをどう元に戻していくべきか。そのためには母親が安心できる環境が必要です。しかし、現状はストレスが溢れています。仕事が頭から離れなかったりします。頭の中が錯綜しているのです。しかし、この産後の一時期は安心・安全な環境と時間が不可欠です。医療も大事ですが、医療だけでは子どもは育っていかないのです。

4　産後ケア施設の意義

生活レベルでのケアを担い、母親の子育てへの自信とケアの満足、そして子への愛着を形成していく場が必要です。それが産後ケア施設なのです。高齢者福祉では地域包括ケアシステムが様々な地域で形成され始めていますが、その母子版が求められているということです。妊娠期から始まる「切れ目のない支援」が2015年の安倍晋三内閣のときに国の政策として謳われ、2015年度から2019年度までの5カ年の「地方創生総合戦略」ではKPI（重要業績評価指標）として「妊娠・出産・子育ての切れ目のない支援」が盛り込まれました（図表5）。今日の岸田文雄内閣では予算をつける形となっています。

赤ちゃんと母親が同じ時間を過ごすため、これまでは産後サポートを実家に頼ってきましたが、今は各病院で出産すると初産でも4～5日で自宅に帰ります。良好な母子の愛着形成を促進する時期に、出産後のホルモンの劇的な変化で心身ともに疲労した母親が育児不安になってしまいかねません。特に初めて出産した母親は分かりません。しかし、そこで一緒に寄り添い、支える存在が助産師であり、育児支援に関わる女性たちなのです。それを実現するための動きも出てきました。

例えば、フィンランドの子育て支援の長所を取り入れた「日本版ネオボラ」がありますし、2015年から始まった子育て世代包括支援センターは子ども家庭総合支援拠点と一体化されて「こども家庭センター」という名称に変わり、2024年4月からオープンします。このセンター産後ケア事業は任意事業として始まったため、スタートを切ったのが遅いのが現状です。

実態として同センターは母子手帳の交付と子育てに関するアドバイスなどの相談事業が主。私はこのセンターが退院後の母子の受け皿として、しっかり産後ケアを実施していくことが重要ではないかと思っています。産後ケア事業は母子保健法第17条の

図表5　妊娠出産事業が地方創生総合戦略に入る

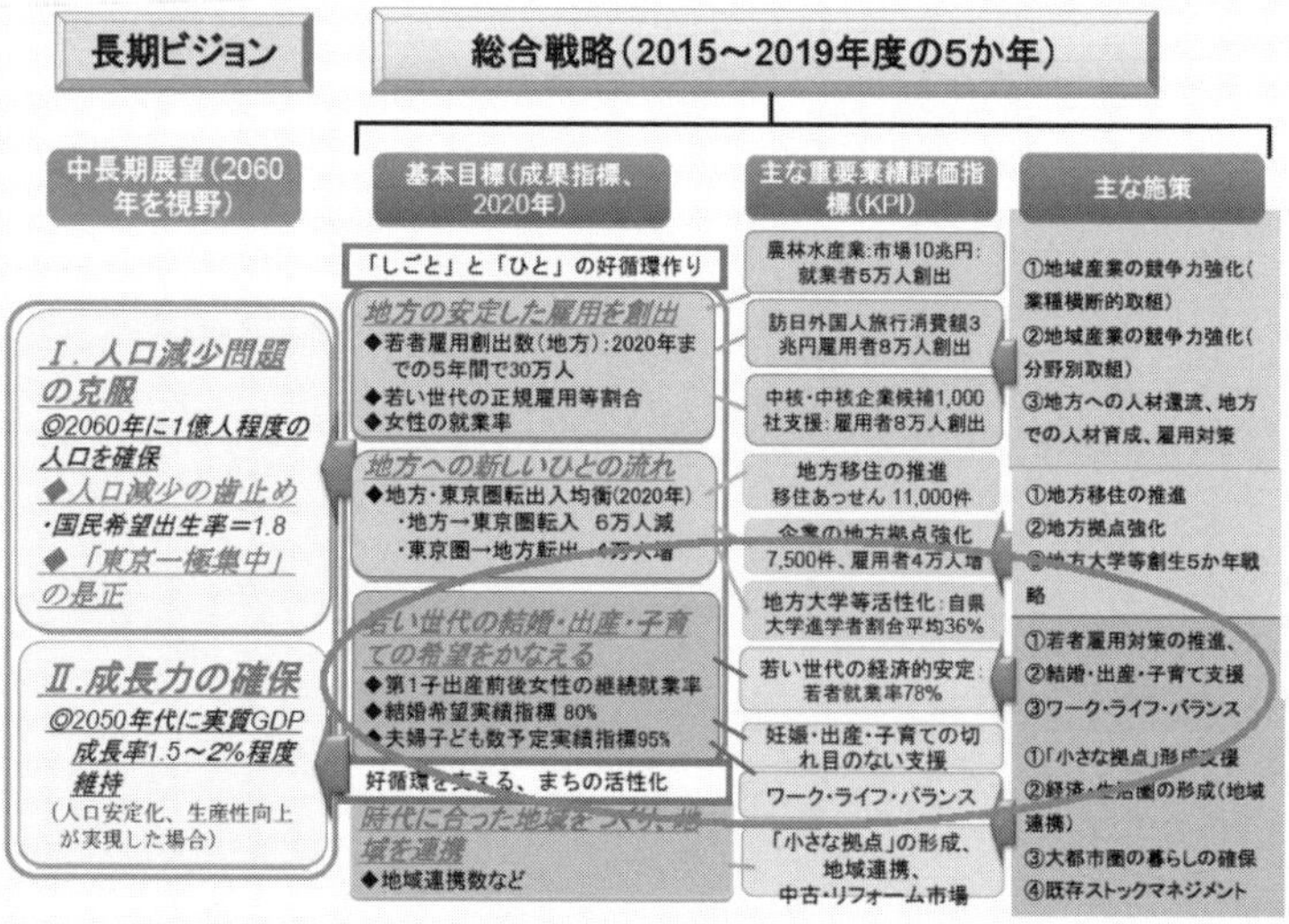

長期ビジョン
総合戦略（2015～2019年度の5か年）
中長期展望（2060年を視野）
基本目標（成果指標、2020年）
主な重要業績評価指標（KPI）
主な施策
Ⅰ．人口減少問題の克服
◎2060年に1億人程度の人口を確保
◆人口減少の歯止め
・国民希望出生率＝1.8
◆「東京一極集中」の是正
Ⅱ.成長力の確保
◎2050年代に実質GDP成長率1.5～2%程度維持
（人口安定化、生産性向上が実現した場合）
「しごと」と「ひと」の好循環作り
地方の安定した雇用を創出
◆若者雇用創出数（地方）：2020年までの5年間で30万人
◆若い世代の正規雇用等割合
◆女性の就業率
地方への新しいひとの流れ
◆地方・東京圏転出入均衡（2020年）
・地方→東京圏転入 6万人減
若い世代の結婚・出産・子育ての希望をかなえる
◆第1子出産前後女性の継続就業率
◆結婚希望実績指標 80%
◆夫婦子ども数予定実績指標95%
好循環を支える、まちの活性化
時代に合った地域をつくり、地域を連携
◆地域連携数など
農林水産業：市場10兆円：就業者5万人創出
訪日外国人旅行消費額3兆円雇用者8万人創出
中核・中核企業候補1,000社支援：雇用者8万人創出
地方移住の推進 移住あっせん 11,000件
7,500件、雇用者4万人増
地方大学等活性化：自県大学進学者割合平均36%
若い世代の経済的安定：若者就業率78%
妊娠・出産・子育ての切れ目のない支援
ワーク・ライフ・バランス
「小さな拠点」の形成、地域連携、中古・リフォーム市場
①地域産業の競争力強化（業種横断的取組）
②地域産業の競争力強化（分野別取組）
③地方への人材還流、地方での人材育成、雇用対策
①地方移住の推進
②地方拠点強化
③地方大学等創生5か年戦略
①若者雇用対策の推進、
②結婚・出産・子育て支援
③ワーク・ライフ・バランス
①「小さな拠点」形成支援
②経済・生活圏の形成（地域連携）
③大都市圏の暮らしの確保
④既存ストックマネジメント

2で市町村が実施しなければならないと規定されています。既にほぼ100％の市町村で子育て世代包括支援センターは設置されていますが、産後ケア事業は前述した通り、まだまだ遅れています。

5 地域で支える仕組みづくり

ここで大事なのは施設と産後ケアを結び付けるコーディネーターが必要であるということです。今まではこのコーディネーター役を助産院が担っていたわけですが、今後は産後ケア事業を民間が実施できるようになりました。私が期待するのが、この民間の参入です。ただ、同センターが全国の自治体に設置されているわけではありません。そのため、助産院や病院のベッドを使って支援するという体制になっていますが、もっと地域に根付いた産後ケア事業が開始されていくことを、我々、日本子育て包括支援推進機構がサポートしていきたいと思っています。

まずは産後の女性をサポートする受け皿として、産後ケア施設が各地域に設置されていかなければなりません。そのためには、国の予算だけでなく、官民が共同して人々が互いに支え合う社会関係資本とも呼ばれる〝ソーシャルキャピタル〟を醸成していくことも大切です。これを実現させるためには、医療と福祉と教育とを連携させせながら進めていく必要があります（図表6・7）。

今ある「子育て世代包括支援センター」と「子ども家庭総合支援拠点」が2024年4月から「こども家庭センター」となりますが、その支援メニューには「全ての妊産婦と子ども、保護者」とあります。この中には産後ケアも含まれてきます。

こういった地域で母子を支える仕組みを構築するためには、優しさが循環する社会を目指さなければなりま

図表6　母子保健事業、子育て世代包括支援センター事業、妊娠・出産包括支援事業利用者分布図

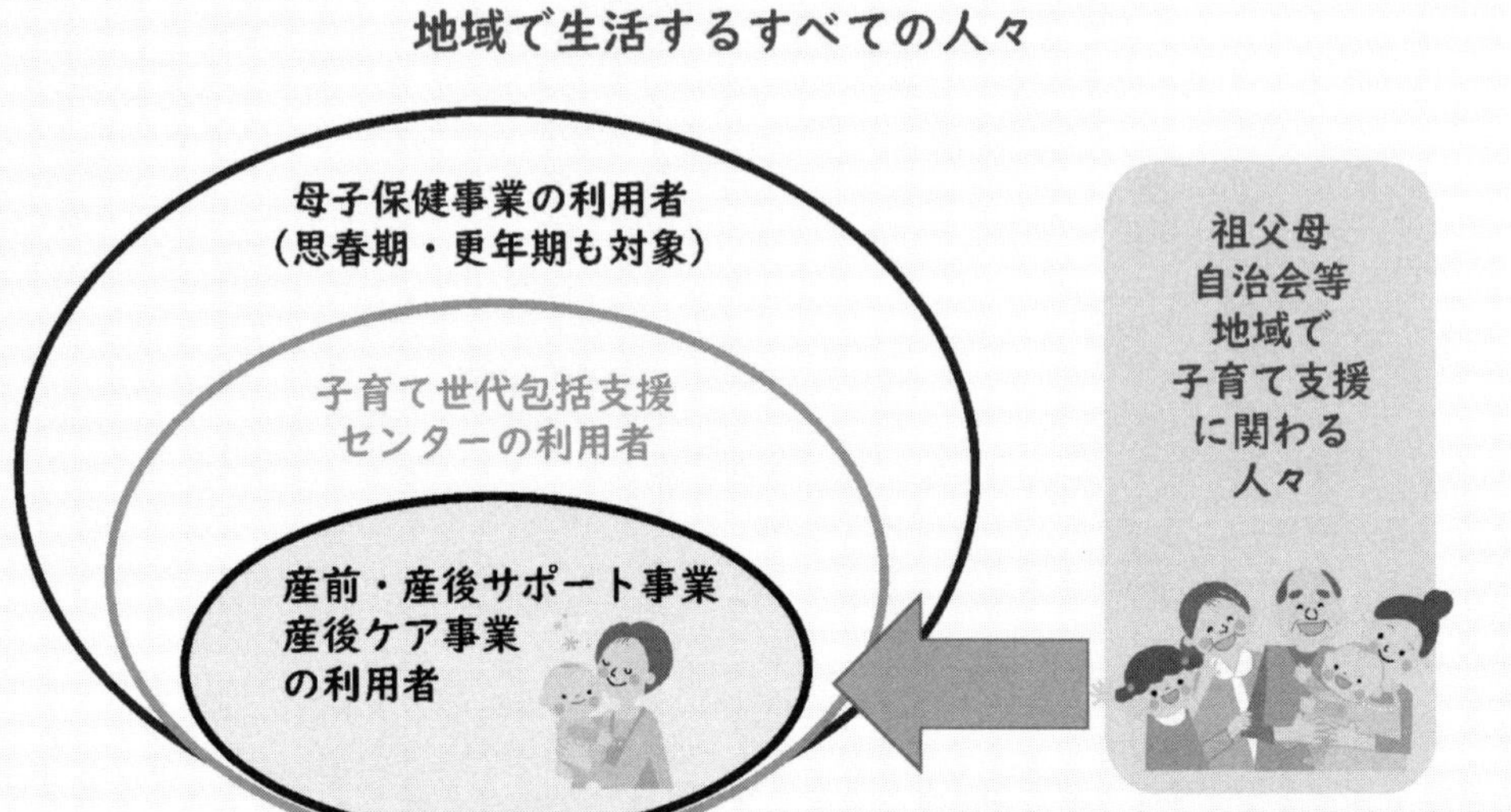

図表7　産前産後包括支援事業のキーワード

①愛着形成

②生活モデル

③ソーシャル・キャピタル

④連携

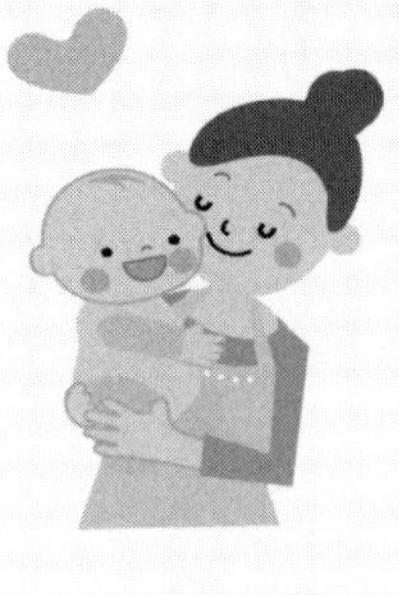

せん。私はいま、産後ケア施設づくりに対する追い風が吹いていると思っています。ただ、全国一律の施設をつくる必要はありません。各自治体がタスクフォースなどをつくり、様々な関係者や地元の企業などと有機的に結び付き、より子育てのしやすい街をつくっていけば良いのです。もちろん、高齢者も住みやすい街にしなければなりません。

6 若者も巻き込み、時代に合った施設を

もはや医療機関が医療だけをすれば良い時代ではありません。財源も人手も限られています。官民が連携し、新しい発想を持ったNPOなども含めて、今の時代に合った仕組みをつくっていく必要があります。その中で私が注目しているのが若者や若きスタートアップ企業の経営者たちです。今の若い人たちは優秀です。女性もとても優秀で、その優秀な女性を活用したい企業はたくさんあると思います。

そのためにも、まずは産後の女性の生活の基盤をきちんと整え、自分の体を整え、家族の健康を整えることが重要なのです。それらが実現して初めて社会の中で働いていくことができます。そういったことを伝える場所と時間こそが産後期なのです。したがって、私の最も伝えたいことは、産後ケアというよりも産後期に伝えたいケアの方向性なのです。

出産を終えた母親が体を整え、生活の基盤を築く場が産後ケア施設です。赤ちゃんの側にいて、美味しい食事をとりながら自らの悩みや不安を聞いてもらう。逆に専門家の話をゆっくり聞くこともできます。こういった場が必要だと考え、私は産後ケアという構想を打ち上げました。

約20年前にこの構想を考え出したとき、台湾や韓国、中国に視察に行きましたが、これらの国々では全て民

間が運営していました。しかし、日本の場合は信用や信頼という観点から行政が関与することがポイントになると思いました。ここから徐々に広がり、産後ケア事業という事業にまでつながっていったのです。その意味では、産後ケアは奥が深く、企業ともタイアップしていける事業ではないかと思います（図表8）。

図表8 「こども家庭センター」のイメージ

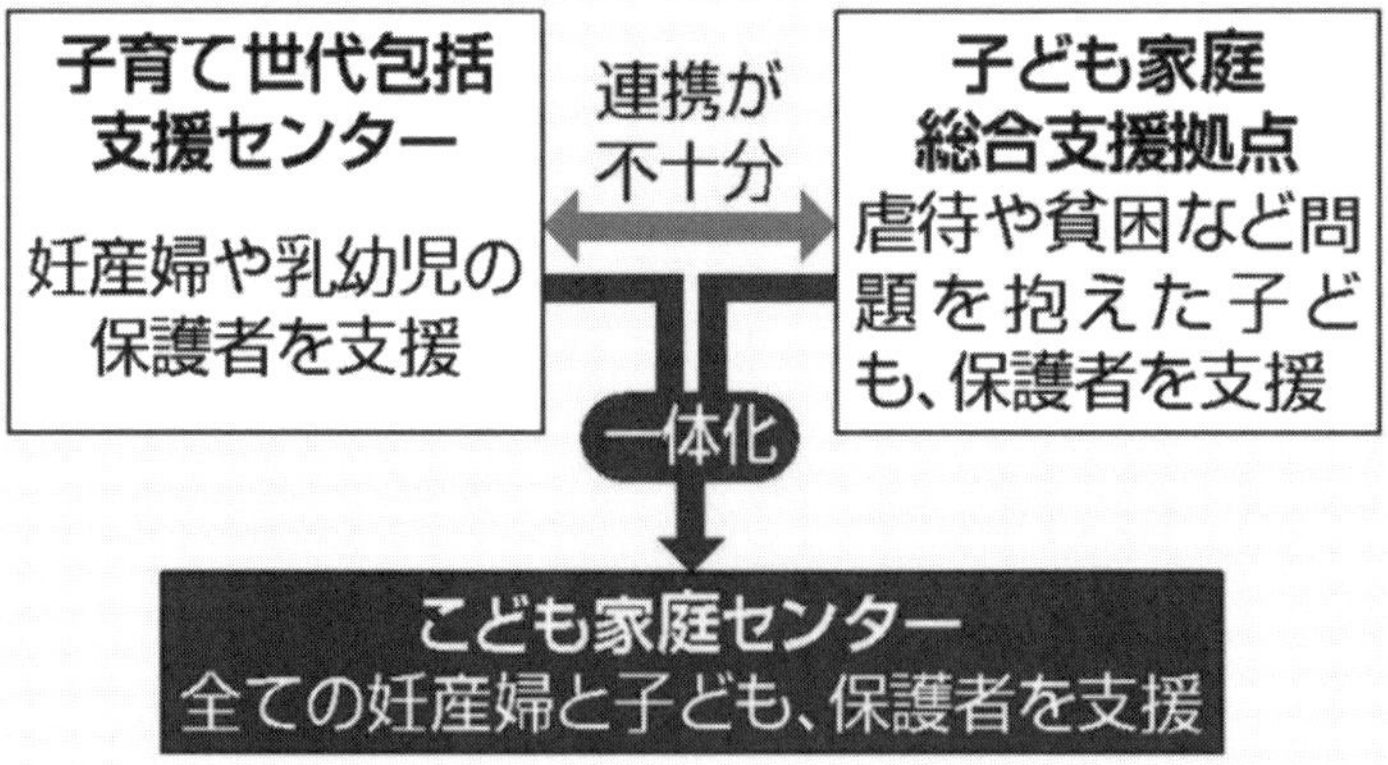

「産後ケア施設」を
どう運営するか？

2

産後ケア施設の管理の実際

濵脇 文子（産前産後ケアセンターVitalité House施設長）

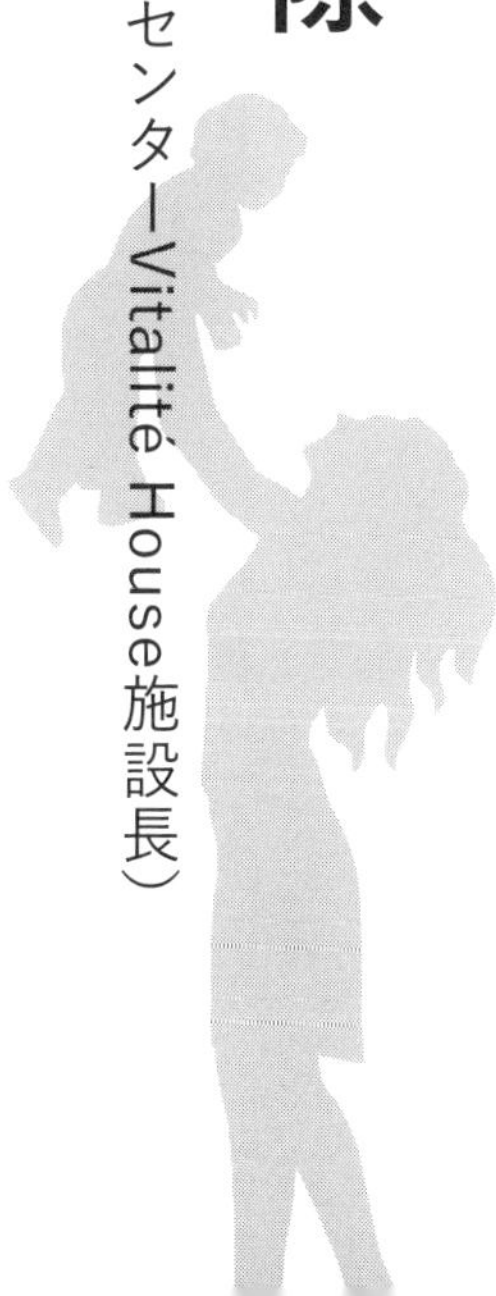

1 武蔵小杉の複合施設の一角に誕生

2023年4月1日、川崎市武蔵小杉の複合施設「KOSUGI iHUG（コスギ アイハグ）」の一角に開設した産前産後ケアセンターの「Vitalité House（ヴィタリテハウス）」は民間の施設です。一般社団法人クレイドルというオーナー夫婦の自分たちのこれまでの経験を踏まえた子育てに対する熱い想いから始まりました。

私は助産師を務める傍ら、ヴィタリテハウスの施設長を務めています。その一方で、マタニティーソリューションを提供する会社を経営したり、女性の健康支援を手掛ける社団法人を立ち上げ、主にフェムテック（女性と技術をかけ合わせた造語。女性の健康課題をテクノロジーで解決に導く製品やサービス）事業などを企業向けに提案したりしています。また、子育て支援のNPO法人では子育ての家事支援などを行っています。

私自身が多面的な働き方をしているように、ヴィタリテハウスは従来の産後ケア施設とは違う、全く新しい民間の運営による施設になります。ですから、施設長である私自身も今までにない働き方で施設の運営に当たっています。運営主体である一般社団法人クレイドルは元々、保育園の運営から始まり、クリニックも運営してきた法人です。ヴィタリテハウスは民間のセンターであるため、行政から何かやるべきことを指定されて立ち上がった施設ではありません。

私自身、会社を経営しているので感じることですが、事業を行う上で動機は大切です。なぜならば、事業の方法はいくらでもあるでしょう。しかし、なぜ自分たちがこの事業を行うのかという自らの使命と役割は何よりも重要です。

その点、ヴィタリテハウスを運営するクレイドルのオーナー夫婦は自分たちが出産した際、周りには子育てを手伝ってくれる人がたくさんいました。そういった人たちがいたことで自分たちは幸せになることができた。子育てを心から楽しいと思うことができたのです。だからこそ、自分たちが受けた恩を社会にお返ししたいと考えたのです。

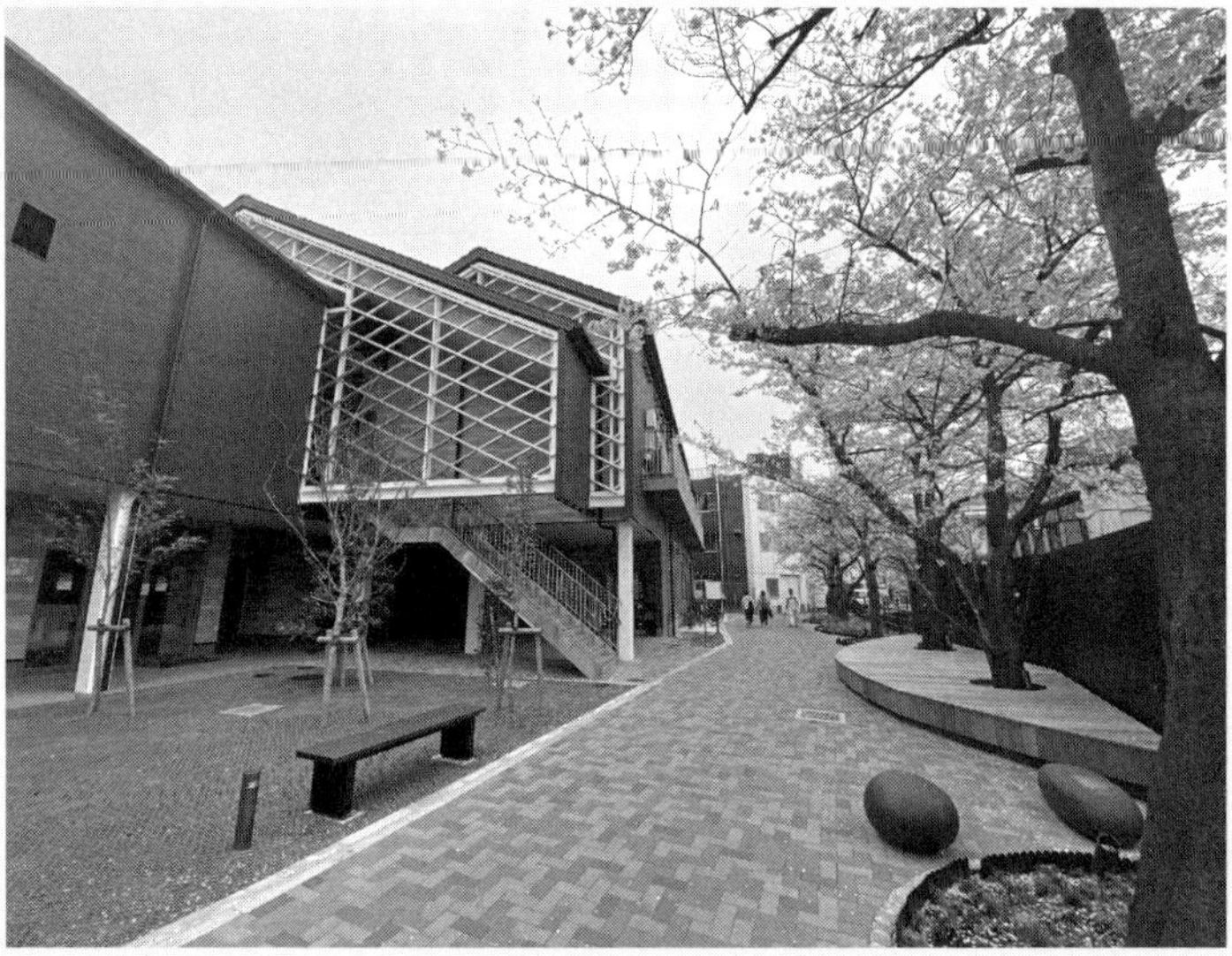

2023年4月1日、川崎市武蔵小杉の「KOSUGI iHUG」の一角に開設した「Vitalité House」の外観

そこでオーナー夫婦は、もし、この社会課題をマーケットインという社会貢献とビジネスという二本立てで見た場合、民間の事業として問題解決ができるのではないかと考え、運営を始めたのです。困っている人がいるのであれば、その人たちの困り事を解決する。そして、日本の少子化対策に特効薬はありませんが、少し違った形で子育てを支援していく方法があるのではないか。それがヴィタリテハウスの設立につながっています。

2 アートをふんだんに取り入れた施設

ヴィタリテハウスの「Vitalité」とは、フランス語で「生命力」を意味します。ヴィタリテハウスは医療機関でもなく、福祉施設でもありません。人間が持っている、女性であれば子どもを宿し、その命を育んでいくという生命力を育んでいく施設になります。産まれたばかりの赤ちゃんは何もできませんが、生命力の塊です。そんな子どもたちを育んでいく場所にしていきたい。それが当センターの立ち上げにつながっています。

ヴィタリテハウスがある場所には、もともと川崎市総合自治会館がありました。そこに繊維で有名な東レが新しいコミュニティを作ろうと参入してきたのです。同社はこの再開発のコンセプトに「農・食・健康」を掲げています。具体的には、「農」ではシェアリング農業施設「トレファーム」があり、農作業ができます。「食」を担う「アウトドアダイニング棟」では地元を含む全国各地の食材を購入いただけます。他にも「地域交流スペース」やテラス席を設け、地域交流の場とすると共に、砂栽培教室や料理教室などの各種セミナーも開催しています。

そして「健康」を担うのが「ウェルネスリビング棟」。ヴィタリテハウスはこの棟の中にあり、「クリニックパーク武蔵小杉」や保育施設などが順次開業しました。ですから、健康という領域でヴィタリテハウスが役割を果たしているのです。

　ヴィタリテハウスにはもう1つの特徴があります。これは今までにない取り組みですが、ヴィタリテハウス内にはアートがふんだんに飾られています。オーナーがアート関係の仕事をしていたという背景もあるのですが、人が生きていく上では、やはり心地良い環境が求められます。「衣食足りて礼節を知る」という言葉の通り、人のウェルビーイング（身体的・精神的・社会的に良好な状態にあること）に寄与するためには、アートを欠かすことはできません。

　そこでヴィタリテハウスでは現代アーティストの流《ながれ》麻二果《まにか》さんが人の生きていく力を表現した作品をたくさん飾っています。大きな作品は3つほどあり、各部屋に小さな作品が飾られています。その全てが生まれてきた命や育んでいく命に対する祝福を込めた作品になっているのです。

　流さんはヴィタリテハウスのために作品を書いてくださいました。子どもが成長して大きくなっていく過程において、新たな動作をしたり、笑ったり、走っ

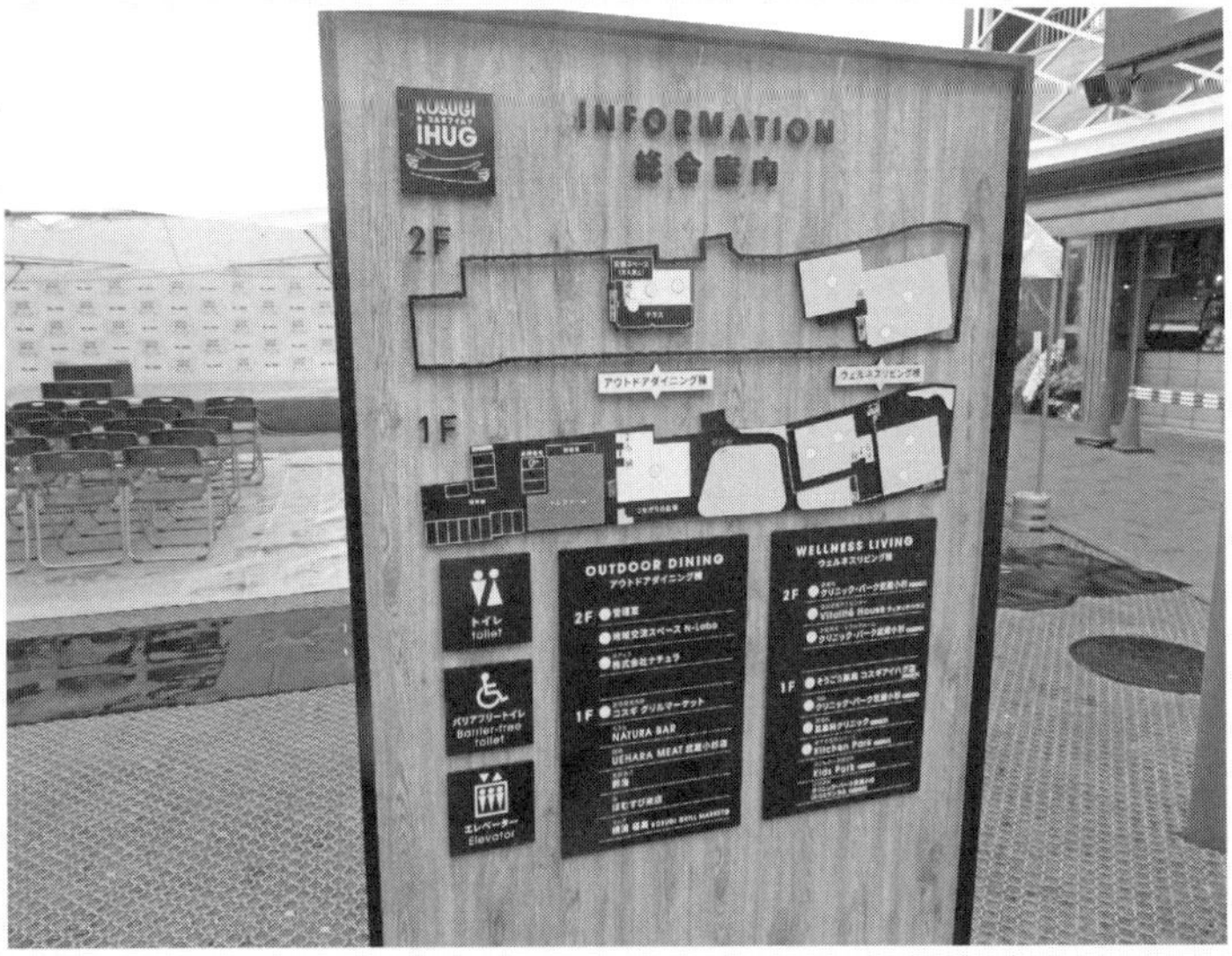

コスギアイハグの入口

たり、掴んだりと様々な動作をするようになります。そういう子どもの成長を作品として描いて下さったのです。

また、「人」に「良い」と書く「食」では母子の体を健康にしていくために必要な食事のバランスを考えています。料理研究家の植松良枝さんにプロデュースをしていただいています。特に女性は家族の中心、健康の中心になる得る存在です。そういった女性に対して見た目がいい、カロリーが低いといった要素だけでなく、生きるために食べること、あるいは家族や自分の体を健康にしていくために必要な食事のバランスなどを学んでもらうようにしています。もちろん、食事は栄養を摂取するためだけの行為ではありませんから、食べることの楽しみも感じていただけるように工夫しています。

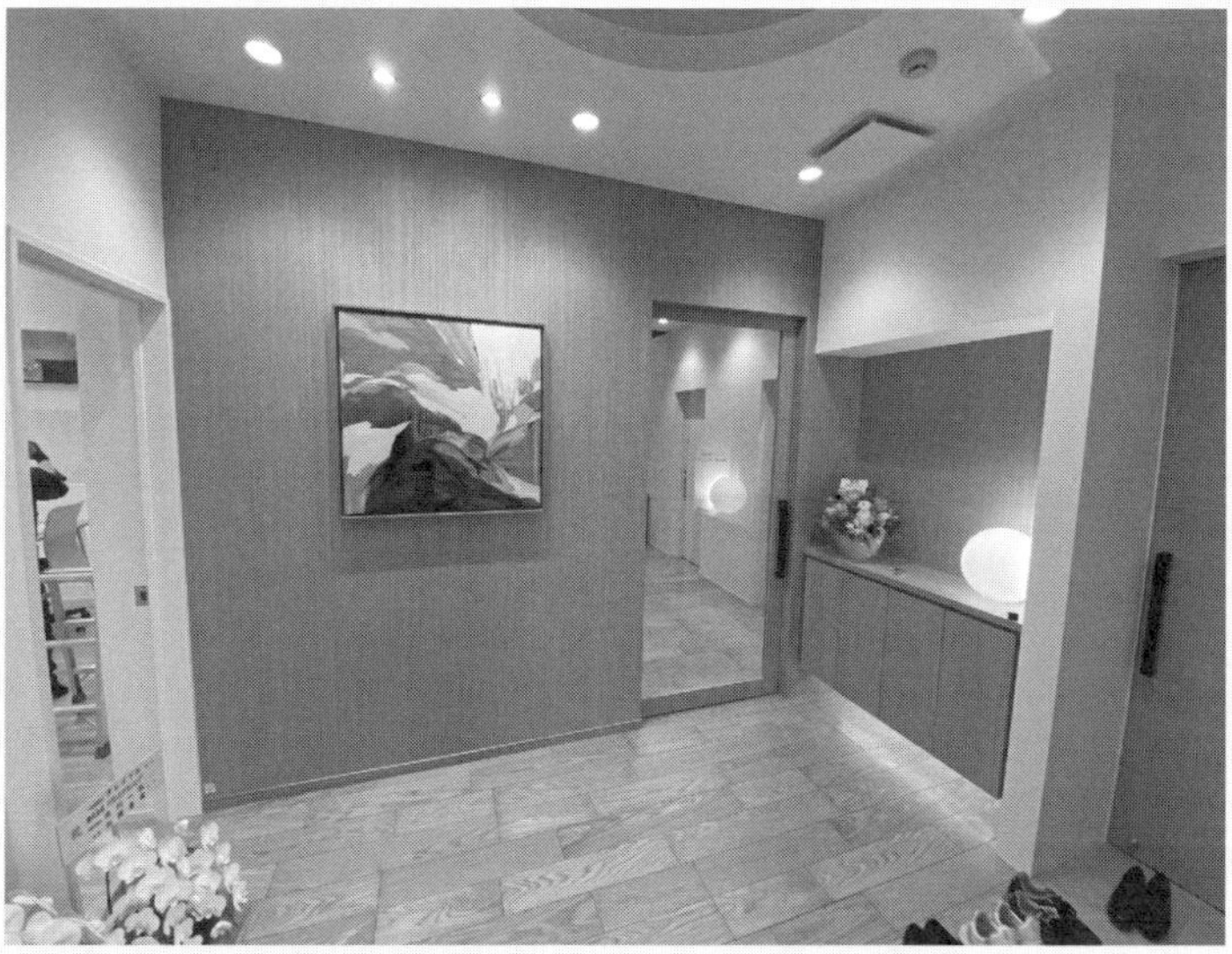
数多くのアートが飾られている（写真は入口）

3 農園で収穫された野菜を使った食事が地域の交流を生む

今は「食育」という言葉が流行していますが、食を楽しみながら健康になるということもヴィタリテハウスは提供しています。先ほど申し上げたように、コスギ アイハグの敷地内には農園があり、そこで早朝に収穫した野菜を使っています。私も朝から野菜を獲りにいきます。新鮮で安全な野菜を食事に取り入れているのです。

しかも嬉しいことに、こういう事業を行っていると、それを聞き伝えた地元の農家の方々が「ここ」と呼ばれる木の実や「福耳キクラゲ」といった特産品を提供してくれるのです。もともと、コスギ アイハグのすぐ側には二《に》々《か》領用水《りょうようすい》が流れています。二々領用水は農業が生活の中心となっていた江戸時代から明治時代には、約１８９・４km（推定距離）にも及ぶわが国有数の農業用水でした。そこには二々領用水を中心とした地域共同体が形成され、きめ細やかに管理された「水文化」がつくりあげられていたのです。そういった縁もあり、地域の交流も生まれています。

そんなヴィタリテハウスは24時間、３６５日稼働しています。そのため産前の方も滞在できますし、家族の方も滞在できるようになっています。「ファミリールーム」と呼ばれる部屋では、小上がりがあり、旦那さんやお子さんがゆっくりできるように工夫を凝らしています。

4 施設を運営するための経営資源

ヴィタリテハウスを構成する人・もの・ケアという視点に話を映しましょう。ヴィタリテハウスの基本的な考え方は、「様々な人が関わる」ということです。産前産後といっても、それは大きく見れば生活の一部です。

そして、子産み・子育てといった子どもが育っていく過程においては、いろいろな人が関わっていくことが大切です。

ですから、ヴィタリテハウスには助産師をはじめ、看護師や保育士、医師もいます。生活を支える人たちが大勢いるのです。加えて、労務や総務を担うスタッフ、掃除や調理のスタッフなど多岐にわたります。私が管理職として一番大切にしているのは「人」です。それがまず1つ目になります。

かの有名な武将・武田信玄公は「人は城、人は石垣《いしがき》、人は堀、情けは味方、仇《かたき》は敵なり」という言葉を遺《のこ》しています。石垣は同じ形の大きな岩ばかりで造られているわけではなく、自然界にある様々な形や大きさの石が積み重なって頑丈な石垣になります。人も石垣と同じです。様々な個性が重なり合うことで、より堅牢なものになります。これは施設を運営する上でも、どんなにすばらしい施設であっても、施設のなかで働く人がしっかりした志を持っていなければ、しっかりした運営はできないということです。

ですから私はスタッフ間のコミュニケーションが非常に大切になると考えています。役職にかかわらず、母子の生活を支えるために膝を突き合わせてコミュニケーションをとっていくようにしているのです。ミーティングを開き、それぞれの立場から意見を言ってもらったり、お客様からコメントをもらって皆で共有するようにしています。

2つ目が「もの」です。ヴィタリテハウスには「スタンダードルーム」が5室、「ファミリールーム」が2室あり、広々としたリビングダイニングもあります。したがって、ヴィタリテハウスは7室でマネタイズしていくということになります。ここが私たちの努力が求められるところになります。ただ、開設当初は生後4カ月までの方で2泊3日の利用者が多かったのですが、8月からは1カ月や2週間といった利用者も増えてきています。

各部屋のタイプがありますが、私たちのこだわりでベッドの広さは変えておらず、全部ダブルサイズです。産後の母親たちにゆっくりくつろいでほしいという思いがあるからです。共有スペースもあります。食事をするときは個室でも可能ですが、産後の母親たちが情報交換できるようにダイニングを用意しています。冬は暖炉をつけます。

5 産後ケア施設も二極化していく

コスギ アイハグは自治会館の跡地につくられました。もともと地域の人たちが集う場所でもあったのです。ですから、住宅地の真ん中に位置しています。風通しも良く、部屋のカーテン越しに地元の方々の生活シーンを眺めることができます。いわば地元の方々の生活にシームレスで直結することができるのです。

私たちは子育てをしていくときに、自然な形で生活に入っていける環境づくりを意識しています。地元の農家の方がキクラゲを差し入れしてくださるような自然な形で生活に溶け込んでいく環境です。そうすることによって、施設の付加価値を上げていくことができると考えています。今後、産後ケア施設も二極化してい

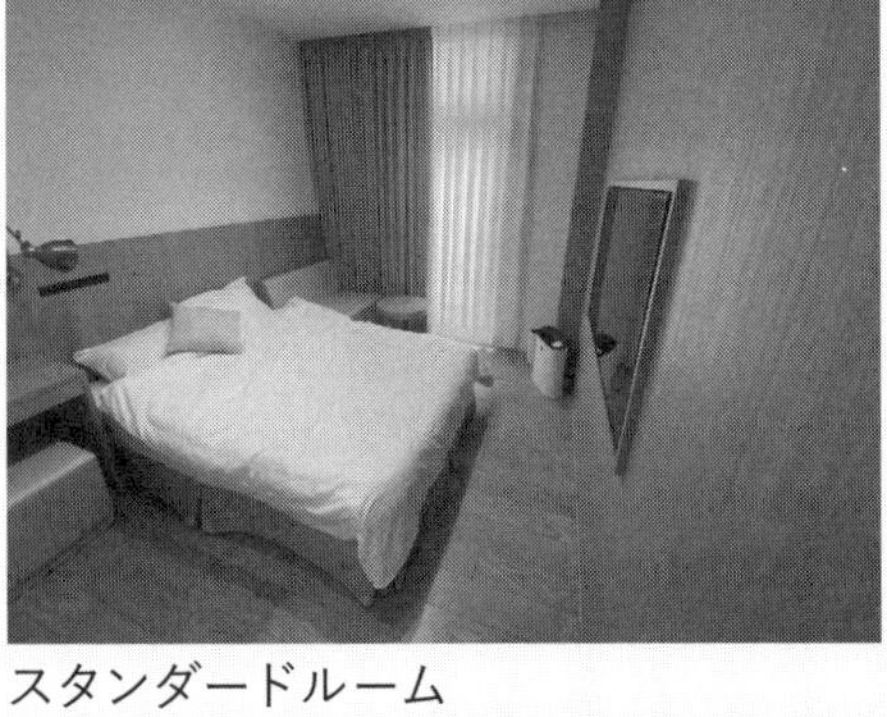

スタンダードルーム

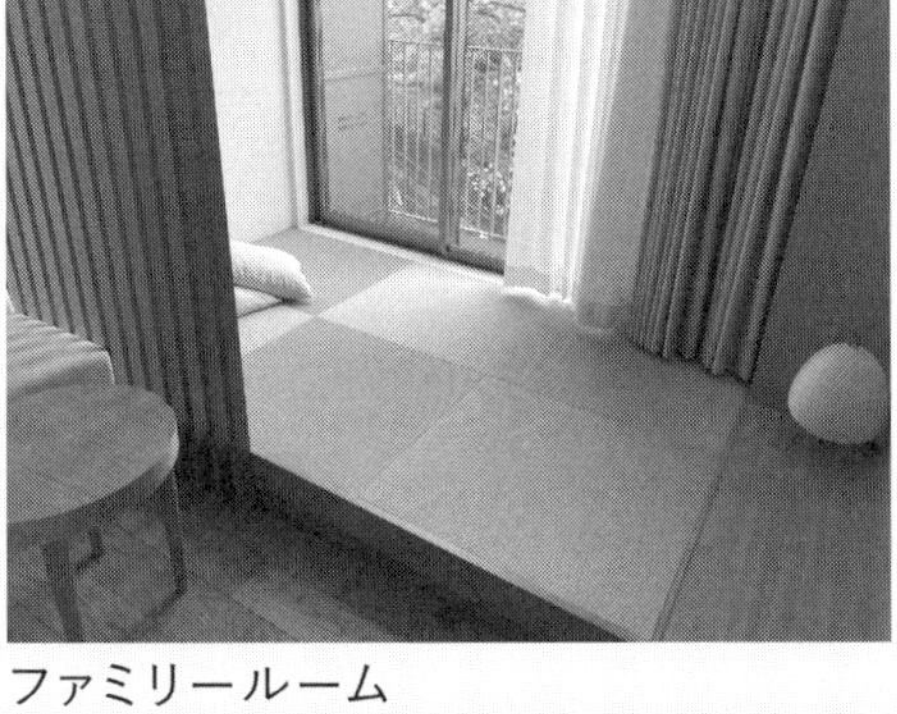

ファミリールーム

くと思います。もちろん、行政が運営する施設と民間が運営する施設といった違いも生まれるでしょう。

そして最後の3つ目の「ケア」です。そもそもケアとは何を意味するのでしょうか。ヴィタリテハウスのお客様からは「なぜ、この施設は産前産後ケアと〝ケア〟がつくのですか?」と尋ねられることがあります。一般的な感覚で言えば、介護老人保健施設など、何かに困った人が通う施設というイメージが強いようです。これは私たちにとっては目から鱗《うろこ》でした。「ケア」という言葉がつくことで、一般の方々にその施設がどのような価値を提供するか印象付けることができるからです。

我々は医療や看護の人間として、それだけ素晴らしいものを提供していることになります。言葉の選び方は非常に重要なことだと感じます。

時代はウェルビーイングの時代へと変わりました。しかし、人間は子産み・子育てを変わらずに昔からやっていました。時代や社会が変わっても変わらない大切な物事があるということです。それは地域社会で地域の人々を支え合うこともそうでしょう。医療は何も投薬したり、病院に入院することだけを指すものではありません。子育ても修行ではありません。楽しいことがあり、美味しい食事をとり、ゆったりと過ごす場所で気持ちを整えていくことが醍醐味です。こういった変わらない大切なものを大事にしながら新しい形で事業を展開していこうと思っています。

「産後ケア施設」をどう運営するか？

3

産後ケア施設　開設資金計画の実際

長　隆（日本子育て包括支援推進機構代表理事）

1　市町村が設置する「子育て世代包括支援センター」

産後ケア施設を開設する際、どういう収支計画を作ってきたか。私の実体験をお話しします。産後ケア事業を行う施設整備において、地方自治体に設置義務が設けられました。そもそも子育て世代包括支援センターとは、母子保健法に基づいて市町村が設置する施設になります。そこには保健師などの専門スタッフが妊娠・出産・子育てに関する様々な相談に対応することができるようになっており、必要に応じて支援プランの策定や地域の保健医療・福祉の関係機関との連絡調整も行っています。大切なことは、妊娠期から子育て期にわたる切れ目のない支援を一体的に提供しているという点です（図表9）。

その先駆けとなったのが東京・世田谷区の区立産後ケアセンターです。世田谷区は子育て支援を行う上で最も重要になる妊婦の「産前産後ケア」について先進的に取り組んできた自治体になります。同センターではショー

図表9　令和5年度　母子保健対策関係予算の概要

①令和５年度　母子保健対策関係予算の概要

こども家庭庁の予算が、令和４年度の16,693百万円から令和５年度は17,685百万円に拡張されました。

産後ケア事業を行う施設の整備

令和４年度第２次補正予算　3.2億円

1 事業の目的

○　産後ケア事業については、少子化社会対策大綱（令和２年５月29日閣議決定）において、2024年度末までの全国展開を目指すこととされているところ、令和３年度時点の実施市町村数は1,360市町村となっている。
　未実施市町村の取組を推進するため、産後ケア事業にかかる整備費について、補助率１／２相当額を２／３相当額に引き上げる。

3 参考

＜少子化社会対策大綱（抜粋）＞
Ｉ－２（３）妊娠期から子育て期にわたる切れ目のない支援
○妊娠期から子育て期にわたる切れ目のない支援
・　特に、妊娠期から子育て期にわたるまでの様々なニーズに対して総合的相談支援を提供するワンストップ拠点（子育て世代包括支援センター）の整備を図る。また、2019年に成立した母子保健法改正法を踏まえ、**出産後の母子に対して、心身のケア等を行う産後ケア事業について、2024年度末までの全国展開を目指す。**このほか、産前・産後サポート事業の実施を図る。

図表10　世田谷区 産後ケア事業　一般社団法人 至誠会第二病院

②世田谷区　産後ケア事業
一般社団法人　至誠会第二病院

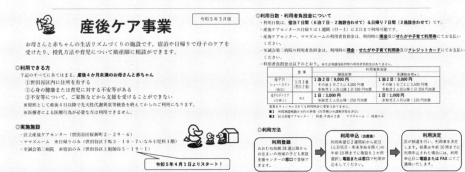

産後ケア事業

令和５年３月版

お母さんと赤ちゃんの生活リズムづくりの施設です。宿泊や日帰りで母子のケアを受けたり、授乳方法や育児について助産師に相談ができます。

◎利用できる方
下記のすべてにあてはまる、**産後４か月未満のお母さんと赤ちゃん**
①世田谷区内に住所を有する
②心身の健康または育児に対する不安等がある
③不安等について、ご家族などから支援を受けることができない
※原則として産後４日以降で先天性代謝異常等検査を終えてからのご利用になります。
※医療者による医療行為が必要な方は利用できません。

◎実施施設
・区立産後ケアセンター（世田谷区桜新町２－２９－６）
・ママズルーム　※日帰りのみ（世田谷区下馬３－１０－７いなみ小児科１階）
・至誠会第二病院　※宿泊のみ（世田谷区上祖師谷５－１９－１）

令和５年４月１日よりスタート！

◎利用日数・利用者負担金について
・利用日数は、**宿泊７日間（６泊７日・２施設合わせて）&日帰り７日間（２施設合わせて）**です。
・産後ケアセンターの日帰りは１週間（日～土）に２日まで利用可能です。
・産後ケアセンター、ママズルームの利用者負担金は、利用時に**現金**及び**せたがや子育て利用券**にてお支払いください。
・至誠会第二病院の利用者負担金は、利用時に**現金**・**せたがや子育て利用券**及び**クレジットカード**にてお支払いください。
・利用者負担金は以下のとおり。※生活保護受給世帯の利用者負担金はありません。

	食事	利用者負担金	
		課税世帯	非課税世帯※1
母子のショートステイ（宿泊）	1日3食（初日2食）	**1泊2日：9,000円** その後1日ごとに4,500円増 多胎児2人目以降1日500円加算	**1泊2日：3,000円** その後1日ごとに1,500円増 多胎児2人目以降1日250円加算
母子のデイケア（日帰り）	※2	**1日：3,000円** 多胎児2人目以降：250円加算	**1日：1,000円** 多胎児2人目以降：120円加算

食事をキャンセルされても利用料金に変更はありません。
※1　所得割課税額が0円の世帯（均等割のみ課税世帯を含む）
※2　区立産後ケアセンター：昼食・夕食の2食　ママズルーム：昼食のみ

◎利用方法

1. **利用登録**：おおむね妊娠28週以降からお住まいの地域の子ども家庭支援センターの**窓口**で登録できます。
2. **利用申込（出産後）**：利用希望日２週間前から前日（土日祝日・年末年始を除く）の午前10時までに施設を１か所選択し**電話または窓口**で利用申込をしてください。
3. **利用決定**：区が抽選を行い、利用者を決定します。結果は午前10時までに利用申込された場合には、利用申込日に**電話またはFAX**にてご連絡いたします。

トステイ（宿泊）、デイケア（日帰り）、アウトリーチ（訪問やオンライン相談）に対応しており、授乳育児相談やプレパパママ講座、ママ同士の交流の場づくりなども実施しています。

運営主体は当初、世田谷区から委託を受けて武蔵野大学が運営していましたが、10年ほど経って現在は区が運営しています（図表10）。実はここでポイントになっているのが、センターの開所当初から主任助産師がいたという点です。産前産後センターの役割をしっかり理解したプロの助産師がゼロから立ち上げる経験をしたわけですから、こういった人材がいることは大きいと思います。

また、この世田谷区の産後ケアセンターの運営を武蔵野大学につなげたのが国内の産後ケアの体制整備を担ってきた福島富士子先生（東邦大学看護学部元教授）でした。福島先生は国内外の産前産後ケア施設をくまなく視察し、幅広い知見を持っています。4月1日には武蔵小杉で新たな産前産後ケア施設がオープンしたのですが、その施設を福島先生が監修しています。

2　モデルケースとなる武蔵小杉の事例

様々な運営方法がある中で、私が今後モデルになっていくであろうと考えるのが、武蔵小杉の産前産後ケアセンター「Vitalité House（ヴィタリテハウス）」です。複合施設「ＫＯＳＵＧＩ ｉＨＵＧ」のウェルネスリビング棟にできたヴィタリテハウスには助産師が責任者として現場を取り仕切り、運営は保育園や医療事業を手掛けてきた一般社団法人クレイドルが担っています。そして、もともとこの土地の所有者は川崎市でした。

この複合施設の面白いところは、川崎市が川崎市総合自治会館の跡地に官民連携でコミュニティーの形成や賑わいの創出などを目的とした施設をつくろうとし、民間の知恵やノウハウを取り入れようと事業のアイデアを公募しました。そこで採択されたのが東レ建設を主体とする共同企業体だったのです。

その共同企業体にクレイドルが入っているわけですが、これにはご縁がありました。それはクレイドルの代表理事を務める田淵英人さんが数年前の福島先生のセミナーに参加されたのです。福島先生のセミナーを聞いた田淵さんは保育園を運営していたこともあり、日本子育て包括支援推進機構に問い合わせをしてきてくれたのです。

東レ建設も複合施設の中に子育て支援に取り組む施設を設けるべきだと考えたのでしょう。そこでクレイドルが共同企業体に加わることになったのです。重要なのは産前産後ケアなどの子育て支援に民間企業も積極的に参画していくべきだということです。そのためには実例を示さなければなりません。

なぜ、ヴィタリテハウスがモデルケースになるのか。例えば、施設を建てる土地は駅の近くある方が望ましいですが、今の時代にそういった土地を用意できるのは自治体しかありません。ヴィタリテハウスをモデル

図表11　産後ケア事業の概要

実施主体・補助率等

◆ 実施主体　：市町村
◆ 補助率　：国１／２、市町村１／２
◆ 補助単価案

（１）デイサービス・アウトリーチ型	１施設あたり月額	1,696,000円
（２）宿泊型	１施設あたり月額	2,474,700円
（３）①住民税非課税世帯に対する利用料減免（Ｒ４～）　別紙参照	１回あたり	5,000円
②上記①以外の世帯に対する利用料減免【拡充】（Ｒ５～）	１回あたり	2,500円
（４）24時間365日受入体制整備加算	１施設あたり年額	2,715,600円

※（１）及び（２）の補助単価は６か所を上限とする。（委託先の数を制限するものではない）

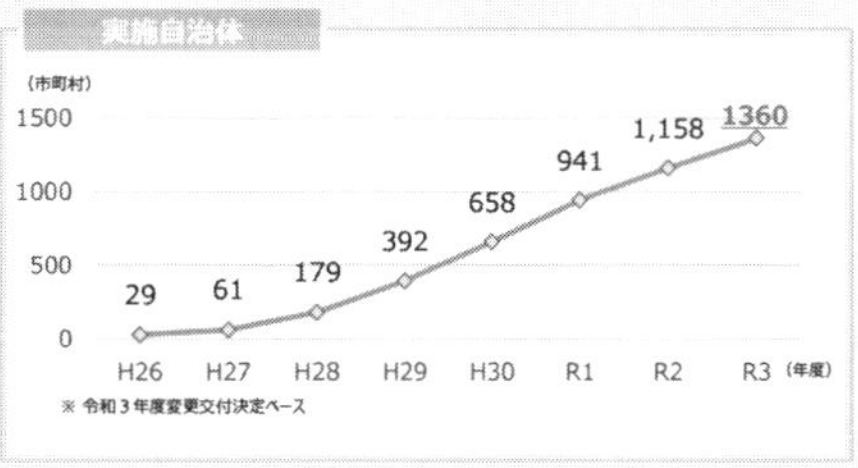

令和５年度予算における利用者負担の減免支援の拡充

○　退院直後の母子に対して心身のケアや育児のサポート等を行う産後ケア事業については、令和元年の母子保健法改正により、市町村の努力義務とされ、少子化社会対策大綱（令和2年5月29日閣議決定）においても、2024年度末までの全国展開を目指すこととされている。
○　また、全世代型社会保障構築会議においても、産前・産後ケアの体制を充実するとともに、利用者負担の軽減を図ることが検討課題の一つとして挙げられている。
○　産後ケア事業の利用者負担については、令和４年度から非課税世帯を対象に減免支援を実施することとしたところであるが、上記のような状況を踏まえ、**利用者の所得の状況に関わらず、産後ケア事業を利用しやすい環境を整える観点から、産後ケア事業を必要とする全ての産婦に対して、利用者負担の減免支援を導入**する。

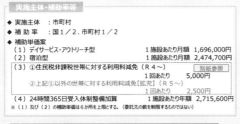

に土地を提供してもらうことが重要です。もちろん、適正な家賃を払わなければなりませんが、一番お金のかかる土地を自治体に用意してもらえば、巨額な資金をかけない前提で資金計画を立てることができるようになります（図表11）。

しかも、国の補助率は2分の1から3分の2近くになりました。２０２４年までに全国展開を目指すという旗印を掲げたからです。ただ、自治体が運営まですするようではうまくいきません。ヴィタリテハウスのように民間が運営していくことが重要です。その点、私が期待しているのが企業主導型保育所です。これが非常にうまくいっているのです。この流れが産後ケアにも広がればと思っています。

この企業主導型保育所とは、様々な就労形態に合わせた保育サービスを提供できる保育所のことで、待機児童の解消につながると期待されており、近年急速にその数を増加させています。その数は約５０００件に上ります。内閣府主体の「企業主導型保育事業」として２０１６年に始まり、企業が自社の従業員のために事業所内や周辺の商業施設などに保育所を設置する形態となります。企業主導型保育所は「認可外保育所」に分類されますが、認可保育所並みの助成金を受けることができます。

では、そういった施設が増えていくことで、どのような課題が出てくるのでしょうか。

3 つくばセントラル病院「産後ケアセンターいろは」の事例

やはり、肝になってくるのはスタッフの確保です。24時間、３６５日、産後ケア施設を運営することができるかどうか。ここは民間でなければ難しいでしょう。１つの目安としては、月額支出が２４７万４５００円。宿泊型の場合には、年間３０００万円の補助金が出ます。支出の多くは人件費です。ここを上手にやり繰りできるかどうかがポイントです。

また、施設の評判を高めるためにも、優秀な助産師などの専門スタッフを揃えなければなりません。その点、日本子育て包括支援推進機構は産後ケア施設への就職を希望する人を無料で登録しています。今は約４００名に上ります。ヴィタリテハウスにも優先的に紹介することができたので、人手不足にもならず、十分余裕を持って２０２３年４月にスタートすることができました。ほぼ満杯という状況は嬉しい限りです。

このヴィタリテハウスとは異なる運営形態で紹介するに値するのが茨城県牛久市にある「産後ケアセンターいろは」です。２０１６年に牛久市からの産後ケア事業の委託機関として同市にある社会医療法人 若竹会 つくばセントラル病院が運営を受託しました。

２０１５年に理事長（当時）の竹島徹さんとで厚生労働省児童家庭局母子保健課を訪問し、指導を受けました。地域の子育てを支援したいという高い志を持つ竹島さんが産後ケア施設に関心を示したことがきっかけです。しかも、病院を運営していますから、その病

図表12　つくばセントラル病院　産後ケアセンターいろは

つくばセントラル病院　産後ケアセンターいろは

利用時間と料金

サービス	時間	料金	自己負担 ※牛久市の補助がある場合
日帰りケア（1日）	午前10時～午後5時	27,000円（昼食・おやつ付き）（税込）	2,500円（税込）
宿泊ケア（1泊2日）	午前10時～翌日10時	54,000円（3食・おやつ付き）（税込）	5,000円（税込）

新百合ヶ丘総合病院　産婦人科　産後ケア

費用	日帰り：15,000円 1日2泊：30,000円 ※宿泊期間は10日泊まで選択できます。お気軽にお問い合わせください。

院の一角を活用することで、設備投資を大きく抑えることができます。

翌年に病院スタッフと牛久市の保健センタースタッフが一同に会して合議。結果として、牛久市内は「椎名産婦人科」と「つくばセントラル病院」が受託することになったのです。既存の病床を使い、スタッフの増員も必要がなかったことで、比較的安価な料金（1泊2日の宿泊ケアが5万４０００円）でスタートすることができました（図表12）。

4　産後ケア事業は〝人の事業〟

社会が核家族化し、晩婚化や若年妊娠などが増え、今後、妊婦の心身のケアを行うニーズは確実に増えていきます。そのニーズを満たすためには、どうしても民間企業の力が必要になります。ただ、民間企業は営利団体ですから、どうしても収益性というところが課題になってきます。

例えば、ある大手不動産会社が運営するホテルの一角で産後ケアを始めたケースがありました。私もその指導をお願いされたのですが、その会社が考えていたのは空いている部屋を使うというものでした。それは国が考えている産後ケアとは趣旨が異なります。それでも民間からすれば収益性があまり良くないから空いている部屋を使うという発想になってしまうのです。

こういった事例を勘案すると、政府が山ほどのお金を子育て支援につける、子育て包括支援センターにつけると言いますが、企業が「儲け主義」でやっている限り、その普及はないと思うのです。一方でヴィタリテハウスのケースは法律の趣旨に則って民間が専用施設をつくり、24時間運営をするわけですから注目されます。

民間に委託する意義はここにあるのです。産後ケア施設の設置は全国の自治体に対して努力義務が課されていると申し上げましたが、全国にある約１７００の市町村は今後、努力義務となった産後ケア施設の設置を一気に進めていくと考えられます。そうすると、産後ケア施設は24時間営業ですから、その経営は民間事業者に委託されることが予想されます。大企業が直接的にも間接的にも乗り出すことも期待されます。

　そして、つくばセントラル病院のように病院で産後ケア施設を運営するケースもありますし、大学の協力を仰ぐ必要も出てくるでしょう。

　その場合に重要になってくるのが、繰り返しになりますが、人の配置とローテーションです。その状況を見ながら、資金・予算を立てていくことになります。ここで気を付けるべきことは、産後ケア事業は〝人の事業〟であるという点です。開設する際に、どういうスタッフを配置し、どういう体制で運営を維持していくのか。そういう体制をしっかり構築していくことが非常に重要になります。ですから、スタッフのローテーションを作ることが、資金繰りの

図表13　収支計画書のモデル

産後ケアセンター事業　収支計画書

収入の部

区分	科目	金額(円)	説明
委託料収入	区委託料	160,000,000	
収入合計		160,000,000	

支出の部

区分	科目	金額(円)	説明
人件費	法定福利費含む	91,980,000	常勤職員給与５人、非常勤職員給与３７人
	厚生費	714,000	職員予防接種。健康診断
管理費	水道光熱費	5,880,000	電気、ガス、水道
施設の管理にかかる費用	修繕費	1,590,000	
	システム移管費用	2,550,000	
備品費	物品購入費	4,430,000	
事業費	食事提供委託	18,725,000	朝昼夕の3食、昼夜2回の間食
	清掃費	5,782,000	清掃業務管理委託
	委託警備費	2,700,000	警備業務管理委託
	リース料	7,884,000	什器・備品・リネン等リース代
	旅費交通費	472,000	
	通信費	1,688,000	
	支払手数料	1,423,000	
	雑費	2,637,000	提携医報酬、保険料含む
	災害時備蓄費	2,100,000	
	租税公課	8,672,000	消費税
支出合計		159,227,000	

※1年間事業実施としての積算

母子1組あたりのショートステイ（1泊2日）、デイケア（1回）の利用料

サービス種別	利用料
ショートステイ（1泊2日）	58,320
デイケア（1回）	29,160

※事業者単独で営む想定をした場合

基準外事業に関する収支計画

収入の部

区分	科目	金額(円)	説明
目黒駅産後ケア		154.449.000	
研修会費	助産師・看護師	1,760,000	桜新町・目黒両方で実施
研修会費	妊産婦	1.152.000	桜新町・目黒両方で実施
エステ・鍼灸		9,100,000	桜新町・目黒両方で実施
母乳外来収入		3.845.000	桜新町・目黒両方で実施
収入合計		170,306,000	

支出の部

区分	科目	金額(円)	説明
人件費	産後ケア	58,391,000	母子手帳交付のための事務分含む
	研修	1,728,000	助産師・看護師向け（桜新町・目黒）
	母乳外来	1.923.000	桜新町・目黒両方で実施
管理費	水道光熱費	2.862.000	水道、電気、ガス
施設の管理にかかる費用	修繕費	742,000	
	システム費用	2.285.000	
備品費	物品購入費	3,068,000	
事業費	食事提供委託	8.555.000	朝昼夕の３食、昼夜２回の間食
	清掃費	3,172,000	清掃業務管理委託
	委託警備費	1.867.000	警備業務管理委託
	委託業務	6,006,000	エステ・鍼灸業務管理委託
	リース料	5.594.000	什器・備品・リネン等リース代
	減価償却費	16,700,000	目黒改修工事
	研修費用	807.000	妊婦、ママ向け　食事込
	災害時備蓄費	2,100,000	
	旅費交通費	372,000	
	通信費	1.032.000	
	支払利息手数料	16.899.900	
	雑費	1,231,000	
	支払報酬	2.300.000	税理士・社労士報酬
	租税公課	11.578.000	消費税及び固定資産税など
支払合計		149.212.901	

主な仕事だと思います。

前記の図表13は収支計画書の見本になりますが、こういった計画書をしっかり作り込んでいかなければなりません。常勤の職員は例えば3人～4人でしょう。あとはパートなどで回していくことができれば、事業の軌道に乗るのではないかと思います。資金繰りができるかできないかは、あくまで人をきちんと集められるかどうかにかかっているということなのです。

5 産後ケアは収益性の高い事業になる！

足元では人手不足が産業界でも深刻な課題になっています。全国には看護師が約120万人、助産師が4万人ほどいると言われていますが、助産師の中には産後ケアをやってみたいという人が結構多いのです。お産はどうしてもリスクが付きまとうのですが、産後ケアであれば産婦人科病院で出産した妊婦さんをしっかり看れば良いわけです。

ただ、産後ケア施設をつくろうとすれば、それなりの資金もかかりますし、助産師ですから集客するためのマーケティングのノウハウも持ち合わせていません。そういったところは民間の資金やノウハウを活用できれば、助産師も本業に集中することができるはずです。

海外では産後ケアに民間企業が参画しているケースが多いのです。台湾や韓国、中国では産後ケアが普及しており、民間が参入して普及の後押しをしています。一方でなぜ日本では普及しないのか。文化が違うと言ってしまえばそれまでなのですが、そこが一番大きな違いかもしれません。それらの国々では妊婦が産後ケア施設に入所するのが当たり前になっていると聞きます。

しかし、海外の事例を見て産後ケア施設も収益があがる施設だということが分かれば、日本でも民間の参入を促すことができます。ですから、ヴィタリテハウスが収益のあがる施設になれるかどうかが分岐点になると思うのです。産後ケア施設で収益があがることが分かれば徐々に広がっていき、やがて他国のように文化として根付いていきます。

ヴィタリテハウスでは7部屋あるのですが、そのうちの6部屋は自由診療なんです。つまり、個人がお金を負担するわけです。ただ、おそらくそういったお金の出し手は、おじいちゃんやおばあちゃんになるのではないでしょうか。孫のためにはお金を出そうという人が一定数いることは間違いありません。さらに土地や建物を行政や医療機関などが保有し、運営だけを民間がやれば固定費が低く抑えられる分、利益も出やすくなります。

ですから例えば幼稚園を運営している法人のトップが将来は少子化で子どもの数が減ってしまい、経営が厳しくなるかもしれないと考え、幼稚園を全てやめて産後ケアを始めようというケースが出てきたっておかしくないのです。幼稚園が難しくなれば、その土地を行政に買ってもらって、そこに産後ケアをつくれば資金も抑えられます。

私が強調したいのは、産後ケアは収益性の高い事業になります。民間がどんどん参入することで競争が生まれ、サービスレベルや品質は上がっていきます。もちろん、安心・安全のお墨付きは国や自治体の役割になりますから、そこはしっかり管理してもらう必要があります。

民間が参入するという流れを定着していけば少子化対策にもつながります。保険でお産ができるようにしようと国も動いているようですが、そもそも子どもを産み育てるだけの経済力がないことが根本的な原因でもあります。その中で2人目、3人目と子どもを産んでもらうためには、母子ともに面倒を見れるような環境づくりが欠かせません。産後ケアがその一端を担えるのではないでしょうか。

「産後ケア施設」をどう運営するか？

4

産後ケア施設認定＆産後ケアプロバイダー資格認定

古谷 健一（日本子育て包括支援推進機構理事）

1 産後ケアに従事する従業員の教育

産後ケア施設を運営する場合には、産後ケアに従事する従業員の方々の教育・研修、そして施設のクオリティ（質）の担保は欠かせません。利用者様に安心・安全をご提供するという観点から、働く方々の資格やスキル、施設の基準は非常に大事になります。これらは車の両輪のようなものです。

日本子育て包括支援推進機構では、理事の協力を得ながら「産後ケアプロバイダー」の資格や産後ケアの施設認定を設定しています。産後ケアプロバイダーとは、産後ケア施設において父母が日常生活の中で、子育てを楽しみ、実践できるように適切なアドバイスや支援を行うと共に、入所中の子どもの保育、母親の産後復帰を同時にサポートするための知識・技能を有する専門的な資格と位置付けられています（図表14・15）。

認定対象者は、国家資格である①保健師、②助産師、③看護師、④保育士及び民間資格の⑤産後ドゥーラ（産前産後の母親に寄り添い、家事や育児をサポートする産後ケアの専門家）です。本プロバイダーに求められる知識・技能として、必要な相当部分、もしくは一部を履修することで本資格を取得することができます。この目的は何といっても質の維持です。安心・安全をご提供するためには必要不可欠なものであると言えるでしょう。

産後ケアを行うときに必要とされる法令や法律に対する理解も求められます。そこで日本子育て包括支援推進機構は「産後ケアプロバイダー養成講座ハンドブック」を作成し、それを基に学んでいただくように取り組んでいます。その一部は本著の第3章に記しています。ここではその概要をお伝えします。

シラバスは次のAからGまでに分かれています。

A　妊産婦と子どもの健康と疾病⬇正しい医療知識
B　育児の実践⬇産後ケアの知識・技能
C　産後の養育者の支援⬇相談・紹介・カウンセリング等
D　産後ケアプロバイダーとしてのコミュニケーション能力⬇信頼関係の醸成
E　産後ケアの運営⬇職員・施設・機材・予算等
F　産後ケアにかかわる関連法規・制度・倫理⬇法令遵守と社会的使命
G　安全管理・危機管理・感染対策⬇安心・安全と運営強化

AとBでは技量を学びます。例えば、母性看護や小児看護と呼ばれているもので、これまでの人生で得た当たり前に思えていた知識をリニューアルしてもらうというものです。CとDは実務です。残りは法令や関係する規則に則り、ガバナンスをしっかり効かせていただくことが趣旨となります（図表16）。

図表14 産後ケアプロバイダー資格要件（1）

【1】 認定産後ケアプロバイダーについて

- 産後ケアプロバイダーは、産後ケア施設において父母が日常生活の中で、子育てを楽しみ実践できるように適切なアドバイスや支援を行うとともに、入所中の児の保育、母親の産後復帰を同時にサポートする知識・技能を有する専門的な資格と位置付けている。
- 上記の目的のため、日本産後ケア・子育て包括支援機構（本機構）は、所定の研修を受け認定審査に合格した者を『 認定産後ケアプロバイダー 』として認定し、本邦の良質な産後ケアの発展と普及に貢献する。
- 認定対象者としては、国家資格である①保健師、②助産師、③看護師、④保育士、および民間資格の「⑤産後ドゥーラ」の有資格者で、本プロバイダーに求められる知識・技能として、必要な相当部分もしくは一部を履修する事で本資格を取得する事ができる。
  すなわち、上記①～⑤の有資格者は、既に産後ケアプロバイダー研修の単位を一部履修済みと判断し、各々未修の単位を取得することで認定審査を受審することができる。

図表15 産後ケアプロバイダー資格要件（2）

【2】 求められる能力（コンピテンシー）

1. 養育者が自信をもって日常生活の中で子育てができるように支援指導が行える。
2. 妊産婦の産後の身体の回復と社会復帰を支援できる。
3. 新生児、乳児、両親、家族と適切に接し、良好なコミュニケーションがとれる。
4. 新生児、乳児の発育成長を客観的に評価できる。
5. 妊産婦と児の異常を発見し、適切な次の対応をとることができる。
6. 両親の育児の悩み、疑問、ニーズを理解し適切に対応できる。
7. 母子保健法、児童福祉法、児童虐待の防止等の関連法規、および子育て支援制度等について理解し、産後ケアに実践することができる。
8. 日常の生活並びに医療・保健・産後ケアの安全、危機管理、および感染対策を理解し実践できる。
9. 産後ケア・子育て支援に係る記録の記載や、関係者との必要な情報共有することができる。
11. 個人情報の管理が適切にできる。
12. 職業倫理を守り産後ケアを実践できる。
13. 産後ケア施設の適切な管理・運営できる。

図表16 産後ケアプロバイダー資格要件（3）

【3】 認定要件

(1)認定産後ケアプロバイダー:

・高校卒業(卒業見込みを含む)以上の学歴を有し、機構の産後ケアプロバイダー研修の全単位を取得し、認定審査に合格した者。あるいは上記⑤資格を取得後2年以上の実務経験を持ち機構が指定した単位を取得し、認定審査に合格した者。

・ なお、①～④資格者は、一部の単位取得は免除される。

(2)エキスパート認定産後ケアプロバイダー:

上記①～④資格を有し、機構が指定rする要単位を取得、認定審査に合格した者。

図表17 認定産後ケアプロバイダー研修テキストブック

【概要】 認定産後ケアプロバイダー研修テキストブック

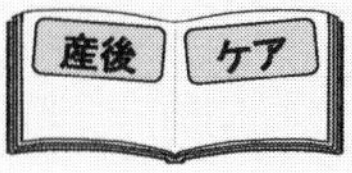

・ 産後ケア施設の組織、機能を理解し、認定産後ケアプロバイダーの役割を修得する。

・ 施設の管理・運営、および産後ケアに必要な文書の作成等、実務的なスキルを修得する。

・ 本プロバイダーが受ける可能性のある過剰なクレームやハラスメントに適切に対応し、自己のレジリエンスを向上させる。

イラスト：https://www.google.co.jp/search?source

こういったAからGまでのカリキュラムを受講いただき、その後には実習を受けていただきます。最後に試験を受け、合格ラインを上回れば合格になります（図表17）。

2　赤ん坊の体の異変をいち早く察知するために

産後ケアに従事する従事者として、それ相応の見識が求められます。というのも、生まれて間もない赤ん坊は健康ではありますが、体調不良になりやすいのです。ですから、その体調の変化をいち早く察知する必要があります。もちろん、後方支援の施設に相談する、あるいは搬送するといった選択肢も必要でしょう。

新生児や乳幼児の救急のサインには様々な事例があります。例えば、全体の所見・印象としてのサインでは「無表情で笑わない」「機嫌が悪い」「グッタリしている」「苦しそうな泣き方」などです。呼吸の仕方でも異変を察知することは可能です。「苦しそうな呼吸」「鼻がヒクヒクしている」「胸がへこむ」など。皮膚の色は心循環状態を示しています。「赤みが乏しく、皮膚が白い・まだら状」「手足が冷たい」「顔や手が紫色」などです。

特に直ちに連携施設へ相談・搬送が必要な場合は、それをすぐに見極めなければなりません。「グッタリして反応が乏しい」「寝てばかりいる」「痙攣《けいれん》が5分以上」「呼吸が不安定」「無呼吸が15秒以上」「全身がチアノーゼ」などです。

こうした緊急を要するケースが起きたときには、直ちに連携施設に相談・搬送できるシステムづくりを普段から整えておくことが重要です。お産後の母親は大人ですから自らの意志表示が可能です。しかし、生まれたばかりの赤ん坊にはできませんし、母親も初めての出産であれば、そういった知識を持ち合わせていないことがほとんどです。だからこそ、周囲にいる人々による注意がとても大切になるのです。

こういった状況を察知するための具体例をご紹介しましょう。

産後ケア施設における新生児・乳幼児の健康チェックをする機器として小児科では「パルスオキシメーター」を推奨しています（図表18）。パルスオキシメーターは皮膚を通して動脈血酸素飽和度と脈拍数を測定するための測定器です。これに指を挟むだけで測定することが可能です。乳幼児は自覚症状を訴えることが難しく、そのために稀な重症化を見逃す危険性があります。パルスオキシメーターを活用することで、そういった事態を回避することができます。

そのため、米国ではパルスオキシメーターが義務化されており、我が国でも助産院や開業している医療機関などの7割近くが必要だとアンケートで答えています。健康な赤ん坊が突如、亡くなってしまうという不幸な出来事も起こっています。この原因は今の医学をもってしても、よく分かっていないのです。そうすると、いかに防ぐかがポイントになってきます。

図表18　パルスオキシメーター（FingerTip 型）

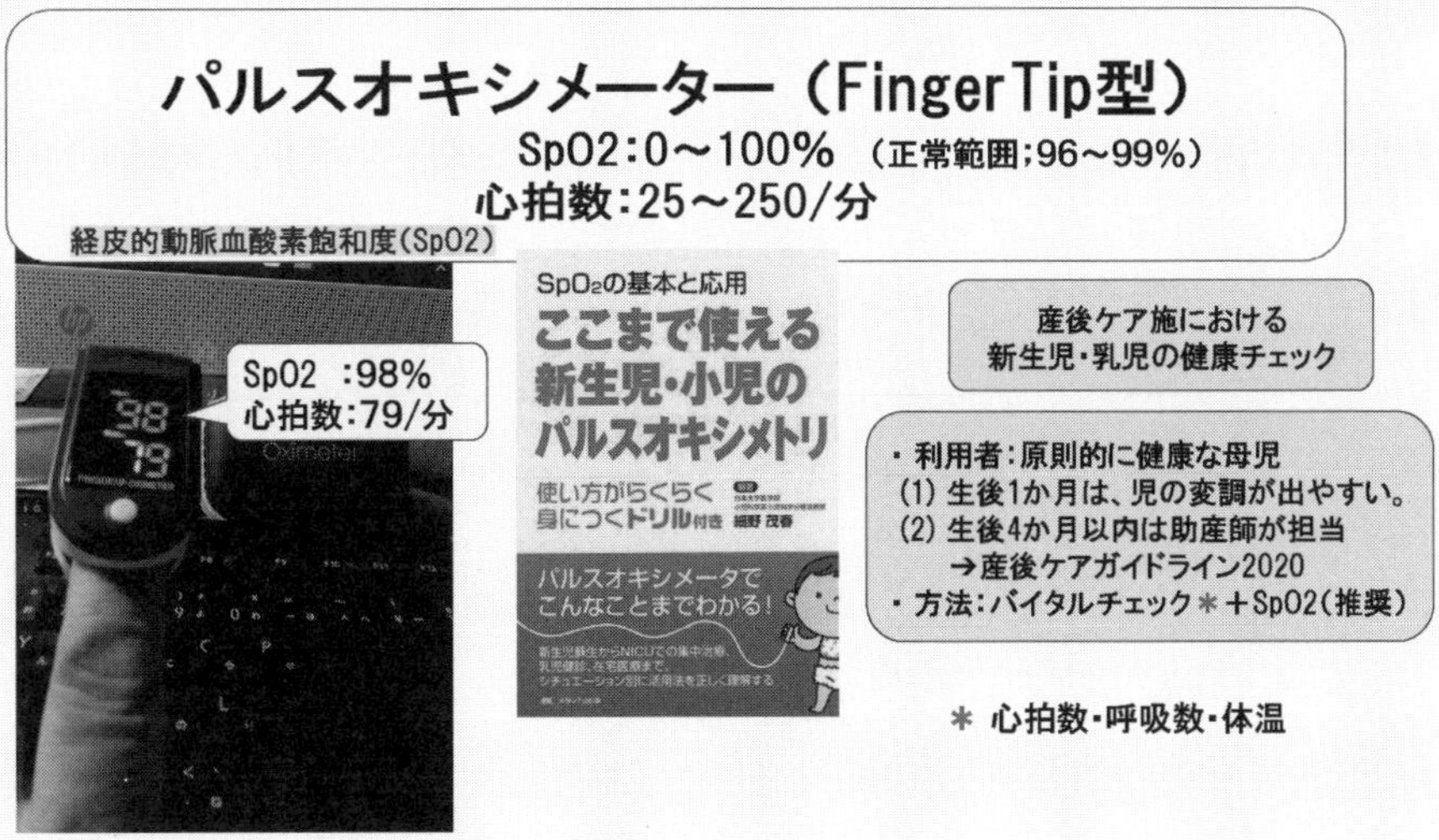

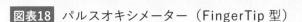

SpO2:0～100%（正常範囲;96～99%）
心拍数:25～250/分
経皮的動脈血酸素飽和度(SpO2)
SpO2 :98%
心拍数:79/分
SpO2の基本と応用
ここまで使える新生児・小児のパルスオキシメトリ
使い方がらくらく身につくドリル付き
パルスオキシメータでこんなことまでわかる！
産後ケア施における新生児・乳児の健康チェック
・利用者：原則的に健康な母児
(1) 生後1か月は、児の変調が出やすい。
(2) 生後4か月以内は助産師が担当
→産後ケアガイドライン2020
・方法：バイタルチェック＊＋SpO2（推奨）
＊ 心拍数・呼吸数・体温

産後ケア施設の従事者が心掛けていかねばならないことは、お預かりしているお子様の健康チェックという面でもデータを記録として残していくことで、ユーザーである母親やその家族にも安心感を持っていただけるのです。

3 医療施設の基準に準拠した標準予防対策の実践

新型コロナの蔓延を経験したことで、感染症の対策も非常に大切になりました。感染症対策の基本は「手指衛生」です。目に見える汚染がないときは手指消毒薬を徹底する必要がありますし、目に見える汚染や下痢・嘔吐・発熱といった母児の急な体調不良が起こったときも、石鹼液と流水の手洗いや手指消毒薬の徹底は欠かすことができません。

手指消毒液では30秒間で除菌効果があると言われています。また、石鹸手洗いでは15秒でウイルスの4分の1から13分の1にまで除菌できると言われています。30秒間の手洗いでは、60分の1から600分の1にまで効果が上がるのです。

他にも状況に応じてガウン、手袋、マスク、キャップ、エプロン、シューカバー、フェイスシールド、ゴーグルなどの個人防具の準備と着用も考えなければなりません。安全な母児ケアの実践を心掛け、母児の配置にも気を配る必要があります。使用した器具・機材の消毒・管理を徹底し、リネンの取り扱いも重要です。環境衛生の取り組みも求められます。基本的には医療施設で日常行われている内容に準拠していくことが大切で、産後ケア施設においても十分にそういった対応は可能だと思います。

これらの詳細については「産後ケアプロバイダー養成講座ハンドブック」にまとめていますが、産後ケア施設を運営する側にとっても、母児の安心・安全はもちろんのこと、働く人たちの安心・安全も担保しなければならないのです。

産後ケアは、ご家族の幸せと次世代の育成をサポートする大切な事業です。従事者は医療・福祉系など多くの職種が関与し、事業主体も自治体・企業や宿泊業（ホテル・旅館）も含まれています。したがって、従事者には専門技能と共に、一定の管理能力も求められてきます。

我々、日本子育て包括支援推進機構は、良質で安心・安全の産後ケアを推進する理念に基づき、「産後ケアプロバイダー養成講座ハンドブック」の編纂・発行、並びに独自の「認定制度」を設け、産後ケアの更なる普及・発展に貢献していく考えです。

4　産後ケア施設認定

もう1つ、産後ケアを運営するにあたって重要なポイントになるのが施設基準です。つまり、どのような機能を施設に盛り込んでおくべきかという基準です。こういった基準を示しているテキストは他にあまりありません。詳細は「産後ケアプロバイダー養成講座ハンドブック」に記している通りになりますので、ここでは概要を説明したいと思います。

日本子育て包括支援推進機構では一級建築士の資格を持ち、東京建築士会住宅建築賞を受賞され、住まいの環境デザイン・アワードで環境デザイン最優秀賞、日本建築学会賞（篠原聡子氏と共同受賞）を受賞された内村綾乃氏にアドバイザーになっていただき、機構の理事と共に施設基準の概要を策定しました。

施設を認定するに当たって大事なことは、何よりも雰囲気です。外観などの見た目も重要かもしれませんが、室内の環境は重要です。それに加えて、安心・安全がポイントになります。

産後ケア施設では宿泊を伴うショートステイ型と通園するだけのデイサービス型に分けられます。厚生労働省が公開している「母子保健法に基づく産後ケア施設の取扱い（厚労省2020年8月5日）」では、病院・診療所・助産院は「病院・診療所」というカテゴリーに定義されています。一方で、これ以外は「老人ホーム・保育所・福祉ホーム、他」に該当し、各法令に準拠するように謳われています。

つまり、ショートステイ型の産後ケア施設は「病院・診療所」に含まれません。一方で、ホテル・旅館とも異なります。したがって、産後ケア施設では一般的なホテルや旅館よりも、ややレベルを上げた形で運営しなければならないことが示唆されているわけです。また、デイサービス型の産後ケア施設も「老人ホーム・保育所・福祉ホーム、他」に該当するため、老人福祉センターや児童厚生施設等に準拠することになります。

産後ケア施設を運営する事業主体は1施設ごとに、自治体に申請することになります。同施設で働いている方々の資格をはじめ、様々な項目をしっかり満たしているかどうかのチェックを受けるわけです。ですから、そういった資料を整えておかなければなりません。

どういった人材を揃えているかが、その産後ケア施設の競争力につながります。出産した母親は精神面で不安定です。例えば、メンタルヘルスケアに関する専門の従業員がいれば、それだけで差別化の1つとなるでしょう。

また、施設の管理や感染対策、清掃など、そういった領域ごとに責任者を設置しているかどうかも確認事項になります。さらには、従業員が働くための各種マニュアルが整備されているかどうかもポイントです。

日本子育て包括支援推進機構から担当者が現地まで赴き、1日かけて全体をチェックさせていただきます。資料を精査し、面接を経て実地検査をさせていただきます。その中でアドバイスできるところがあれば助言させていただきます。その後、担当者が審査委員会に持ち帰り、そこで評価をします。もちろん。そこで見直しが必要となった場合には再チャレンジすることも可能です。

5 安心・安全の肝は感染予防

安全・安全な産後ケア施設を運営するためには、新型コロナを含む病原体に関する見識も深めていかなければなりません。

産後ケア施設では、フロアや壁、プラスチックやステンレス製の機材などをたくさん取り扱います。新型コロナウイルスを例にとると、ステンレス器表面ではウイルスの感染力持続期間は7日間です。意外と長生きしているケースが多いのです。カーテンなどの布類や壁面であっても、実は数日間、ウイルスは生き続けているのです。ウイルスがそのまま付着したままになっていれば、人が触ったときに手についてしまうことも考えられます。

これを防ぐためにはどうすれば良いのか。その1つの方策が光触媒による感染予防です。強力な活性酸素の生成によって除菌・抗ウイルス効果を生み出すのです。有害粒子や有害物質を自然に分解してくれるメカニズムを活用します。

光を当てると電子が発生するのですが、それを周囲の酸素、場合によっては水の分子が吸収し、強力な酸化作用を持つ「スーパーオキサイドアニオン」を発生させます。この活性酸素がウイルスなどを壊してくれるのです。しかも、この作用は表面のほんの僅かなエリアでしか作用しません。部屋全体に作用するわけではないので、持続的に環境を整えてくれます。こういった光触媒の製品はたくさんありますから、各施設に合ったものを活用すると良いでしょう。

この光触媒を活用した食品もあります。どのような添加物が含まれているかどうかを評価する組織がありますので、産後ケア施設を運営する際には、可能な限りそういったお墨付きを得ることが必要です。

具体的には適正で安心できる抗菌・防カビ加工製品の普及を目的とし、抗菌剤・防カビ剤及び抗菌・防カビ加工製品のメーカー、抗菌試験機関が集まってできた団体「抗菌製品技術協議会」や光触媒製品の健全な市場形成と普及をめざす産学官連携による団体である「光触媒工業会」、様々な食品の栄養や機能性成分を調べ、主要な栄養成分だけでなく、機能性関与成分の分析や味の分析、食品機能性評価なども行う「日本食品分析センター」などがありますが、これらの団体は認定マークを持っていますので、これらのマークをつけておくことで安心・安全の担保にもつなげることができるでしょう（図表19）。

実際に、こういったマークを取得し、安心・安全の取り組みを積極的に発信している産後ケア施設は、

図表19　感染予防：施設施工および使用機材・食材の評価

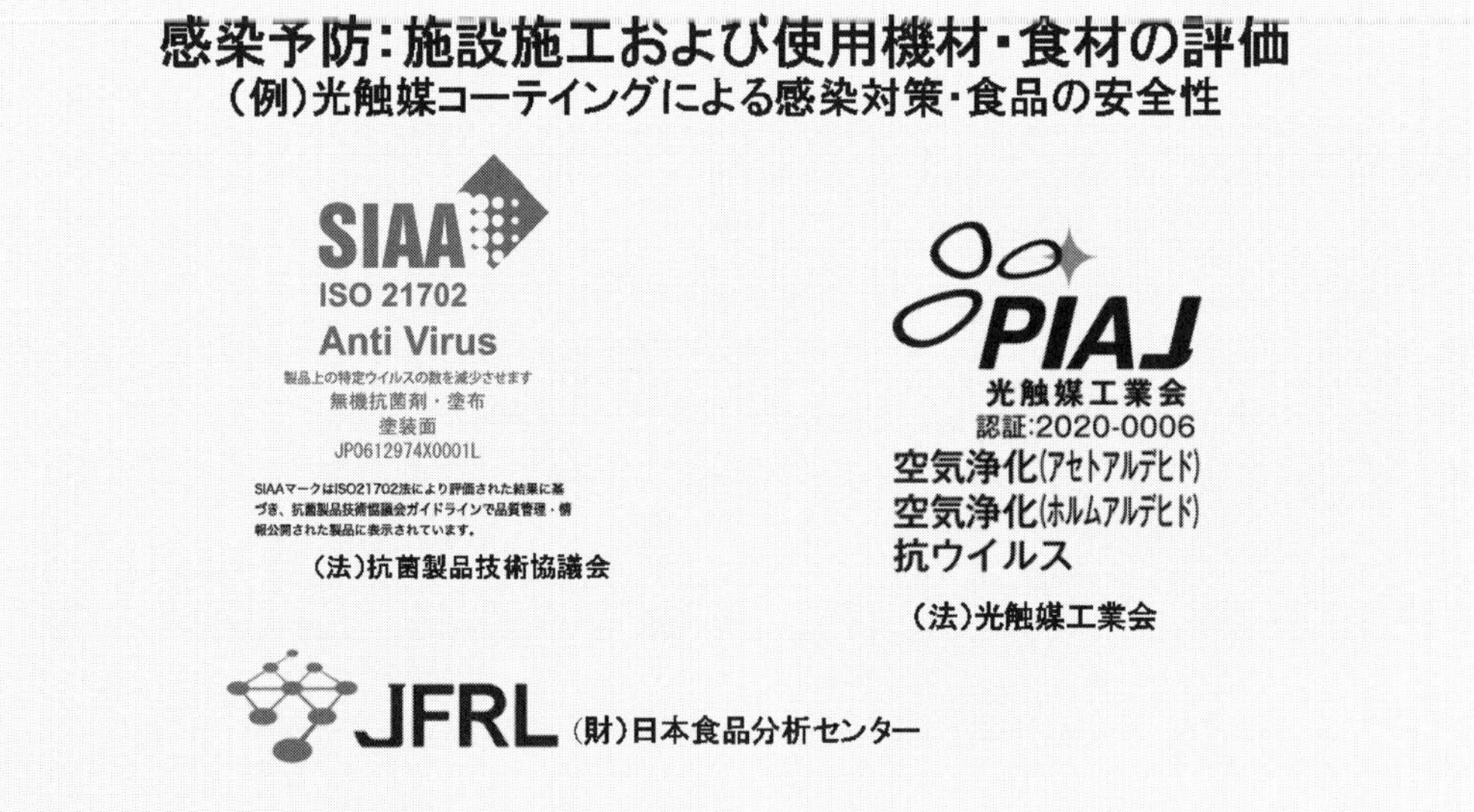
感染予防：施設施工および使用機材・食材の評価
（例）光触媒コーティングによる感染対策・食品の安全性
SIAA
ISO 21702
Anti Virus
製品上の特定ウイルスの数を減少させます
無機抗菌剤・塗布
塗装面
JP0612974X0001L
SIAAマークはISO21702法により評価された結果に基づき、抗菌製品技術協議会ガイドラインで品質管理・情報公開された製品に表示されています。
（法）抗菌製品技術協議会
PIAJ
光触媒工業会
認証:2020-0006
空気浄化(アセトアルデヒド)
空気浄化(ホルムアルデヒド)
抗ウイルス
（法）光触媒工業会
JFRL
（財）日本食品分析センター

それだけモチベーションが高く、社会的使命を十分自覚していると受け取られています。日本子育て包括支援推進機構も「産後ケアプロバイダー」や「産後ケア施設」の認定マークを発行しています。是非とも活用していただきたいと考えています。

6 より良き産後ケアを目指して

産後ケアの目的は、母親が安心してゆったりして過ごし、精神的にも肉体的にも出産から回復してもらうことを支援するものです。当然、赤ん坊をお預かりするという点でも安心して預けていただけるような運営体制が求められます。そういう点では、ホスピタリティは非常に大切になります。

家庭的な雰囲気を醸し出す施設であることや安心・安全な食材を提供すること。万が一のことがあっても、常にそれをサポートできる体制が整えられていることは何よりも重要です。特に昨今、自然災害が多発し、停電も頻発しています。そういった非常時であっても、安心して母子を預けることができるような施設づくりが求められます。こういった危機管理も今後の産後ケア施設を巡るポイントになるでしょう。

女性のヘルスケアを重要視しているのは米軍も同じです。軍隊は戦争するわけですが、米軍の場合、約7人に1人が女性です。ですから、米軍にとっても女性は貴重な戦力なのです。だからこそ、米軍も女性のヘルスケアに熱心なのです。常に国のため、公共のために働く仕事には、女性の健康をサポートするというのが国際的な潮流になっているのです。

産後ケアは出産後の母親と赤ん坊のより健康的な生活を送るためのサポートになります。それがやがて次のお子さんに向けたサポートにつながっていきます。そのためには、産後ケア施設の運営についても、人間らしい温かみを持ちながらも、その背後には法律に則った、しっかりとした制度設計や感染症対策が求められます。さらには従業員のコミュニケーション能力などのスキルアップを図るための研修なども進めていかなければなりません。

こういった細かくても大切な取り組みをすることにより、我が国の産後ケアは良きものになっていくはずです。そういったお手伝いをしていきたいと思っています。

インタビュー
東京都武蔵野市長

第2章

待機児童ゼロを実現した自治体の取り組み
（東京都武蔵野市）

インタビュー

東京都武蔵野市長

松下 玲子

子育て政策の要諦 待機児童ゼロ、18歳までの医療費助成などを実現した武蔵野市

18歳までの子どもを皆で支え、その子どもたちが大人になって次の世代を支える社会を

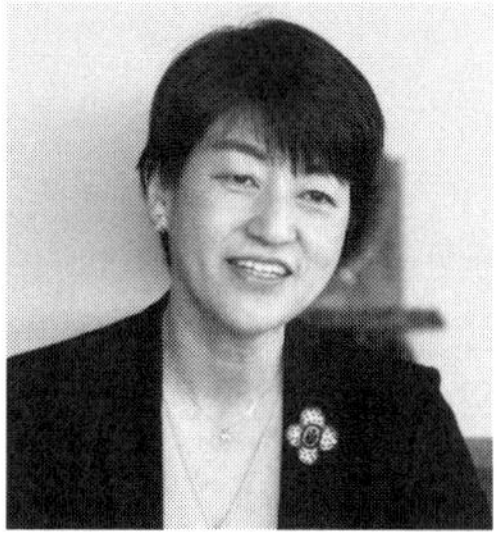

松下《まつした》 玲子《れいこ》

1970年愛知県生まれ。93年実践女子大学卒業。サッポロビールに入社し、総務部で人事などを担当。2004年早稲田大学大学院修了。松下政経塾を経て、05年から東京都議会議員（2期8年）。17年武蔵野市長当選（現在2期目）、23年11月30日退職。

聞き手・総合ビジネス誌『財界』主幹　村田 博文

「あなたの老後を支えるのが生まれてくる子どもたち。そこを理解して皆で子育て支援をやっていきましょう」と呼びかけるのは東京都武蔵野市長の松下玲子氏。同市は4年連続で待機児童ゼロを実現し、18歳までの人口も右肩上がりを続ける。「市民福祉の向上のために」という志の下、市長選に打って出た松下氏は就任時から子育て支援に取り組んできた。「子ども子育て応援宣言のまち」というスローガンを掲げる同市の取り組みから子育て支援策の現場の課題を探る。

※本インタビューは2023年7月5日に実施

市長選挙時から掲げる政策

岸田文雄政権が「異次元の少子化対策」を政策の柱の1つとして打ち出しました。武蔵野市は先んじて「子ども子育て応援宣言のまち」というスローガンを掲げてきましたね。

松下　政府もやっと子ども政策を大々的に打ち出したなというのが正直な思いです。私は２０１７年の市長就任時の市長選挙から子ども・子育てを政策の一番に掲げてきました。これに対し一部の高齢者の方々からご批判を受けたこともありましたが、私はまずはこの政策を優先して実行してきました。その結果、21年4月から段階的に「高校生等医療費助成事業」として、市内の高校生の保険診療にかかる医療費の自己負担分を市が助成し、生後から高校生（18歳）まで自己負担なし、所得制限なしの制度を整えました。また、２０２０年度から4年連続で待機児童ゼロを達成しています。

2期目の松下さんが市長に立候補しようとした経緯を聞かせてください。

松下　私は市長になる以前、都議会議員を2期8年務めました。3期目の都議選に挑戦をして落選。武蔵野市の議席は1人区で激戦区でした。2回挑戦して2回とも落選でした。家族からも「同じ選挙区で2回落選したら、もう諦めて次の道に行った方がいい」とも言われたのですが、支援者や市民の方から「市長選に出てくれないか」と声がかかりました。
実は最初はお断りしました。自分は議員向きで、市長には向いていないと思っていたからです。また、市長と議員は違うと。議員は問題意識を持って活動し、政策提言をしますが、市長は職員や組織のマネジメントもしなければなりません。

まさにトップとしての役割になりますね。

松下　ええ。武蔵野市の職員は約１０００人おり、会計年度任用職員も入れれば１５００人ほどの組織です。そのトップになるということは、マネジメントという仕事も入ってくる。それは難しいと思っていたのですが、先ほど申し上げたように支援者や市民の方々からの後押しがあり、市長への立候補を決意しました。

都議会議員中に妊娠・出産

その決断の背景とは。

松下　議員よりも市長の方がより政策実現ができるからです。政策提言をして相手の反応を待っているだけではなく、自分で実行できる。これは強みではないかと思いました。私自身、約15年前の都議会議員のときに、都議会議員としては初めて任期中に妊娠・出産をしました。子どもを持たれている議員の方はいらっしゃいましたけど、任期中に妊娠・出産したのは私が初めてだったのです。そのときに、周産期医療の課題を肌身で感じました。出産できる病院、産院が減っているという課題や救急車の妊婦たらい回し死亡事故などが当時はありました。さらには未受診妊婦の課題や保育園の待機児童などの課題をじかに経験しながら、自分もその立場で議員なり、市長として活動するのはすごく意義があると。これは当事者であるからこそと思うのです。

それが行動の背景にあったということですね。

松下　ええ。私自身、子どもを産んで子育てと仕事を両立する中で、例えば仕事中に保育園から電話があり、子どもが熱を出したので迎えにいくこともありました。会議の予定が入っていても早退せざるを得ませんでした。こういった当事者だからこそ分かる病児・病後児保育の充実や保育園の待機児童をゼロにするといった政策こそ絶対にやらなければと思って市長になりました。

冒頭で高齢者からは批判の声が上がったと。

松下　はい。支援者の中には高齢者の方々もいらっしゃいました。そういった方々からは最初は怒られました。「子ども・子育てを訴えても票になるとは思えない」と。だから「高齢者支援だけをやっていればいい」と何人からも言われたのです。

街頭演説をしているときには、独身の女性に「私は独身で結婚もしていませんし、子どももいません。あなたの政策には腹が立ちます」とも言われました。そこで私はこう言ったのです。「そうですか。でも、そんなあなたさまの老後はどなたが面倒を見るのですか」と。

結婚していない、子どもがいないという個人のライフスタイルは選択肢があってしかるべきだと思いますし、いろいろな生き方があります。しかし、そういった方々も、いずれは年をとり、誰かに介護の世話になるわけです。誰かが産んで育てた人があなたの老後を見ることになるんですよとお話ししました。

皆で支え合って生きているということを強調したわけですね。

松下　子どもは可愛いですけど、育てるのは本当に大変です。特に赤ちゃんのときなど「ああ、赤ちゃんは何もできないんだな」と当たり前ですが、強く思いました。親も経済的に大変ですし、何よりも時間が取られてしまう。自分の時間を持てずに、子どもに時間を充てなければなりません。しかし、そうしたことを皆で分かち合い、社会が支え合うことができれば、2人目や3人目が欲しいなと思うようになっていくのです。そうしなければ、少子化は止まらないと思います。

今は子育てをしながら仕事をしている人が罰を受けているように見えてしまっています。それだけ社会が子育て世代に冷たいのです。電車やバスに子連れの母親が乗ってきて、子どもが車内で泣こうものなら舌打ちが飛んでくる。舌打ちされたときの悲しさや辛さは言葉で言い表せられません。「赤ちゃんは泣くものだから大丈夫。お母さん、頑張ってるね」と言ってくれる人がいれば、心は穏やかになる。しかし「子どもなんて乗せるな」といった視線と舌打ちが飛んでくる。これが少子化に拍車を掛けていますね。ですから私は社会全体で温かい目で子どもや子育てしている人を応援する社会にしたいと。

医療費助成のメリット

人口減少の中で、どう社会を支えていくかですね。

松下　その通りです。一見、子ども・子育て支援とは、子どもを育てる人への支援のように聞こえます。ですから、所得制限などの議論が出てくるのでしょうけれども、それは違います。高齢の方も独身の方も皆で支えないと労働力人口が確実に減っていく中で社会を成り立たせることができなくなってしまうのです。消費者がいなくなれば企業にとってもマイナスです。ですからコロナ禍でも「コロナ対策だけをすればいい」と言われたりもしましたが、私はコロナ禍でも子ども・子育ては大事で、高校生までの医療費無償化もやりますと宣言し、コツコツここまでやってきました。子どもは未来の大人であり、未来の宝です。

人と人との結びつきが薄くなる中で、武蔵野市は人のつながりやぬくもりを大事にしていくということですね。

松下　はい。市民皆で支え合い、高校生までの医療費助成も東京都よりも先駆けて始めました。いろいろな意見がありましたが、医療費助成の意義を丁寧に粘り強く説明し、理解を求めました。子どもの間の医療費を社会全体で支えようという制度です。今は子どもを育てている保護者が負担している部分を皆で負担しよう。子どもが18歳になり、支援が終わり、そして、その子どもも今度は大人になるので、次は支える側になりましょうと。

さらに私がこだわったのは所得制限や一部自己負担をなくした点です。病気やけがのリスクは本人の努力とは無関係です。どんなに健康に気を付けているアスリートだって、病気になったりします。本人の不摂生などではなく、努力とは無関係でけがや病気をするので、そのときには治療に専念するために、金銭的な部分は心配いらないよと。

社会保障が何のためにあり、どんな考え方で運営されているのかを知るべきだと。

松下　日本の社会保障制度は貯蓄型ではなく仕送り型です。いま年金を受給している方々は、かつて自分が払っていた年金を受け取っているわけではありません。今の現役世代が積み立てている年金がそのまま受け取っているだけなのです。まさに仕送り型なのです。

そして、その仕送りをしている人たちがいなくなれば、今の日本の社会保障制度は破綻してしまうのは当然です。だからこそ、国も焦って異次元の少子化対策と言い出した。もっと思い切ってやろうというメッセージだと受け取っています。

もう1つの待機児童ゼロはどう実現したのですか。

松下　この議論も大変でした。総論賛成各論反対の方もいます。仕事と子育ての両立または介護と子育ての両立という観点からも大事だけれども、うちの隣にはつくらないでねと。前市長の時代に市有地に保育園をつくろうとしたら反対の声が上がり頓挫しました。しかし私は絶対につくるとの思いで、結果的に良い保育園ができました。市内でも高級住宅街と言われている地域の市有地につくったのですが、保育園ができると地価が下がると近隣の方々から最後まで反対の声が上がっていましたが、とにかく交渉しながら理解を求め、最後は私の決断で実行しました。

市長の強さはどこから来ますか。

松下　もともと性格として、あまりくよくよしない性格なんです。ですから、何か失敗してもへこたれません（笑）。もちろん、落ち込むことはありますけれども、翌日

吉祥寺きらめき保育園

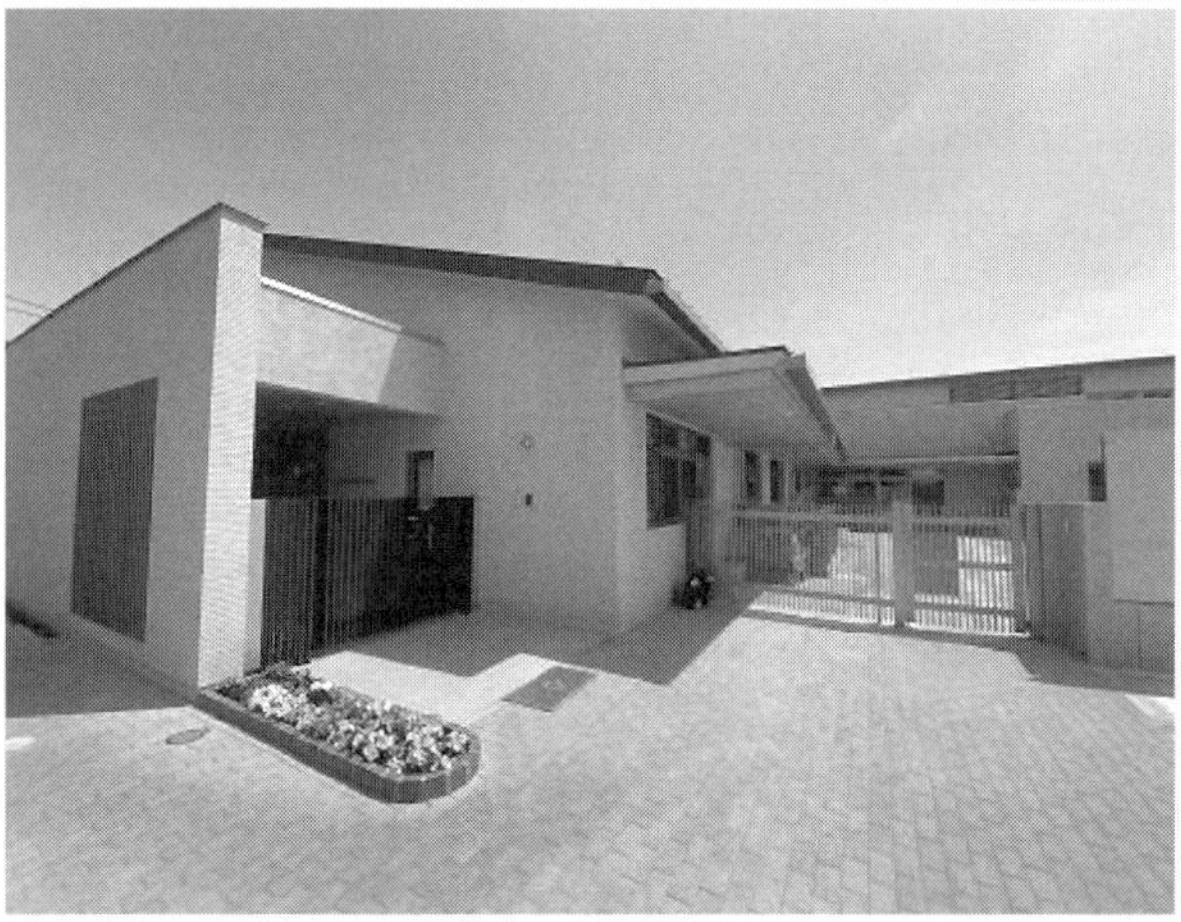

2020年に開設した認可保育所「吉祥寺きらめき保育園」

になると忘れていますね（笑）。

転校を繰り返した幼少期

松下さんはサッポロビールに入社してから松下政経塾に行かれましたね。その後、都議会議員に出馬した経緯とは。

松下　いろいろな失敗もしてきましたが、性格なのでしょうか。それでも、あまり迷いもなく失敗を恐れることなく行動してきましたね。子どもの頃、父親の仕事の関係で転居を繰り返してきました。突然知らないところに行って、転校生となり、最初はすごく嫌でしたし、「なぜ、こんなところに連れてこられて友だちと別れなければならないのだろう」と思った頃もありました。でも、いつまでもウジウジしていても人生は続いていくし、私が会いたいと思っている友だちも新たな友だちができて楽しくしている。自分だけが下を向いていたら、人生はもったいないなと。与えられた環境の中で最大限、楽しむという術を身に付けました。ですから、横浜から北海道の学校に転校したときも、方言を話せるように努力したりしました。

冒頭で今の政治がようやく異次元の少子化対策と言い出したと指摘していましたが、やはり国の動きは遅いと。

松下　そうですね。子育てしている人たちが意思決定や政策決定をしてこなかったことが遠因としてあると思います。全国の市町村の首長の女性比率は僅か２％。よく女性議員が少ないと言われ、世界経済フォーラムが世界各国の男女平等の度合いを数値化した「ジェンダーギャップ指数」の２０２３年版報告書でも日本は対象１４６カ国中１２５位でした。足元では国会議員の約15％が女性ですが、武蔵野市議会では50％：50％と、男女同数になりました。

まだまだ男性が中心です。

松下　ええ。今は男性で子育てに参加している人はいると思いますが、出産は経験していませんからね。子育てや育児の両立などを経験していない人が多いように思います。

コロナ禍を経て、働き方改革も日本全体で進展してきたイメージがありますが、どう感じていますか。

松下　よく女性の社会参加や社会進出と言われますが、男性の家庭参加をセットで促さないと実現は難しいのではないでしょうか。例えば、男性は仕事だけで女性は仕事と子育てという区分けだと、スーパーウーマンのような女性でなければ両立などできません。ですから、男性の家庭参加や育児参加をセットで進めるためにも、国も男性育休を義務化させていくなり、育児休暇の取得を促していく必要があります。もちろん、男性の育児休暇取得も随分増えましたが、もっと増やしていかなければなりません。企業にとっても、子育ての経験をすると仕事にも活かせると思うのです。というのも、子どもは予測不可能で、仕事は予測可能です。その意味では、予測不可能な子育てというものを経験すれば、発想力だったり、臨機応変な対応だったり、変化への対応を身につけることができると思うのです。

インフラ再整備にも注力

その実行力で2期目はどんな政策を進めますか。

松下　1期目と同じ子ども・子育て支援は継続していきます。加えて、老朽化した公共施設やインフラの再整備の二本立てで政策を実行していきます。武蔵野市は22年、市制施行75周年を迎えました。早い段階で上下水道を整備して学校などを造り、まちづくりを進めてきたので、様々な施設が耐用年数の60年を迎える節目に当たっています。

ですから、計画的な建て替えが必要ですし、維持管理も重要です。公共施設はしっかりと維持管理しないと、市民の生命が脅かされます。日頃のメンテナンスと適切な維持管理が非常に大切なのです。これは見えにくいのですが、決して手を緩める部分ではありません。特に道路や地下に埋設されている下水道管、水道管は、企業の力もお借りしながら進めて

むさしのエコreゾート

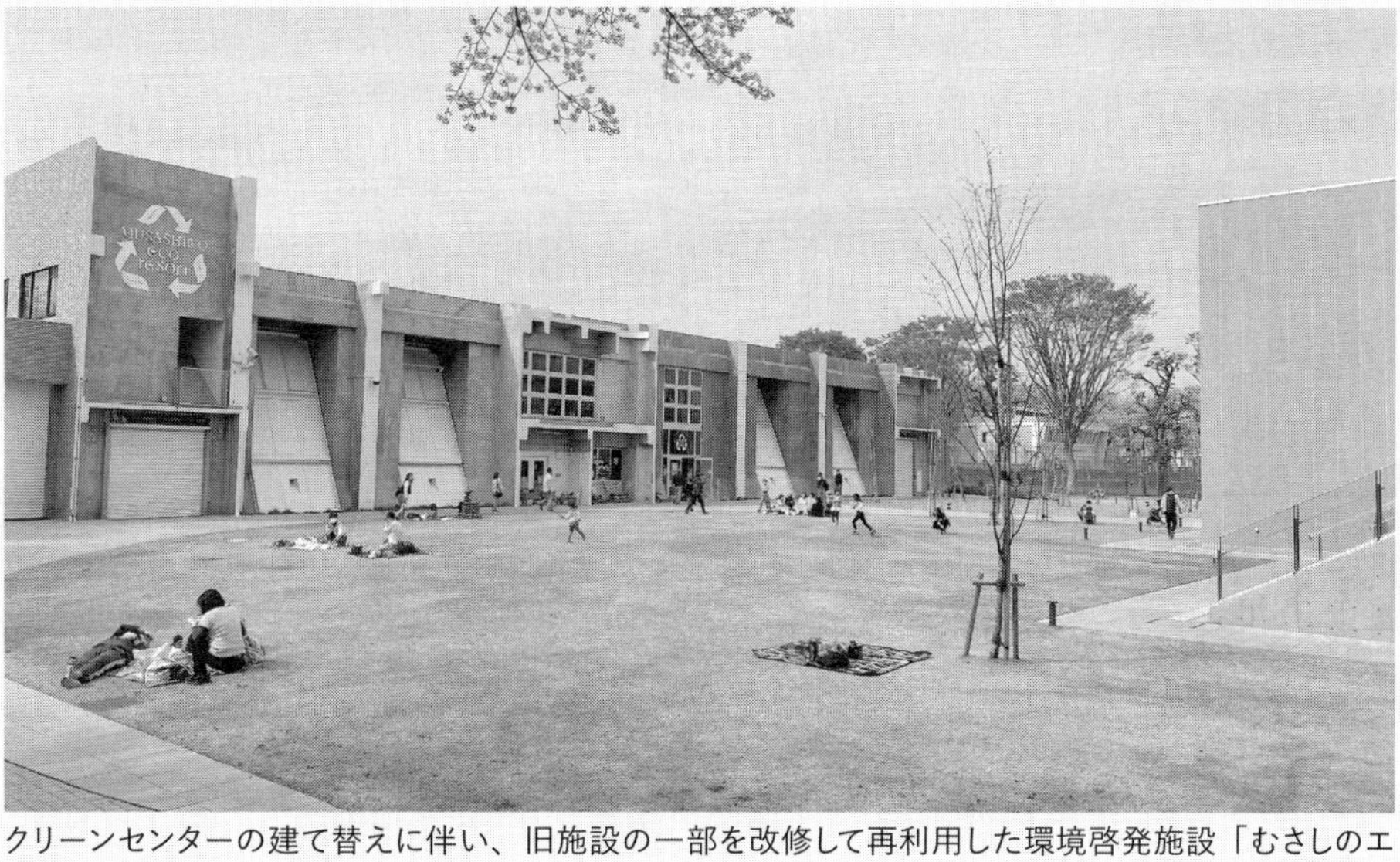

クリーンセンターの建て替えに伴い、旧施設の一部を改修して再利用した環境啓発施設「むさしのエコre（リ）ゾート」

いきます。ただ、人件費や資材費が非常に高騰しており、発注しても落札されないという難しさを痛感しています。公共事業なので法外な金額を提示することはできませんが、計画的な改修や維持管理を着実に進めていこうと思います。

武蔵野市の人口の増減はどんな状況なのですか。

松下　実は武蔵野市の人口は増えているのです。約15万人で微増を続けています。武蔵野市は土地の利用も見直していません。高層マンションがどんどんできるわけではないのですが、生活しやすいということで人口が増え続けているのです。

私が就任してから6年間、子どもの数も1000人以上増えました。ですから、市としては人口増に対応した取り組みをし、市民サービスが低下しないようにしていかなければならないと思っています。

0123 はらっぱ

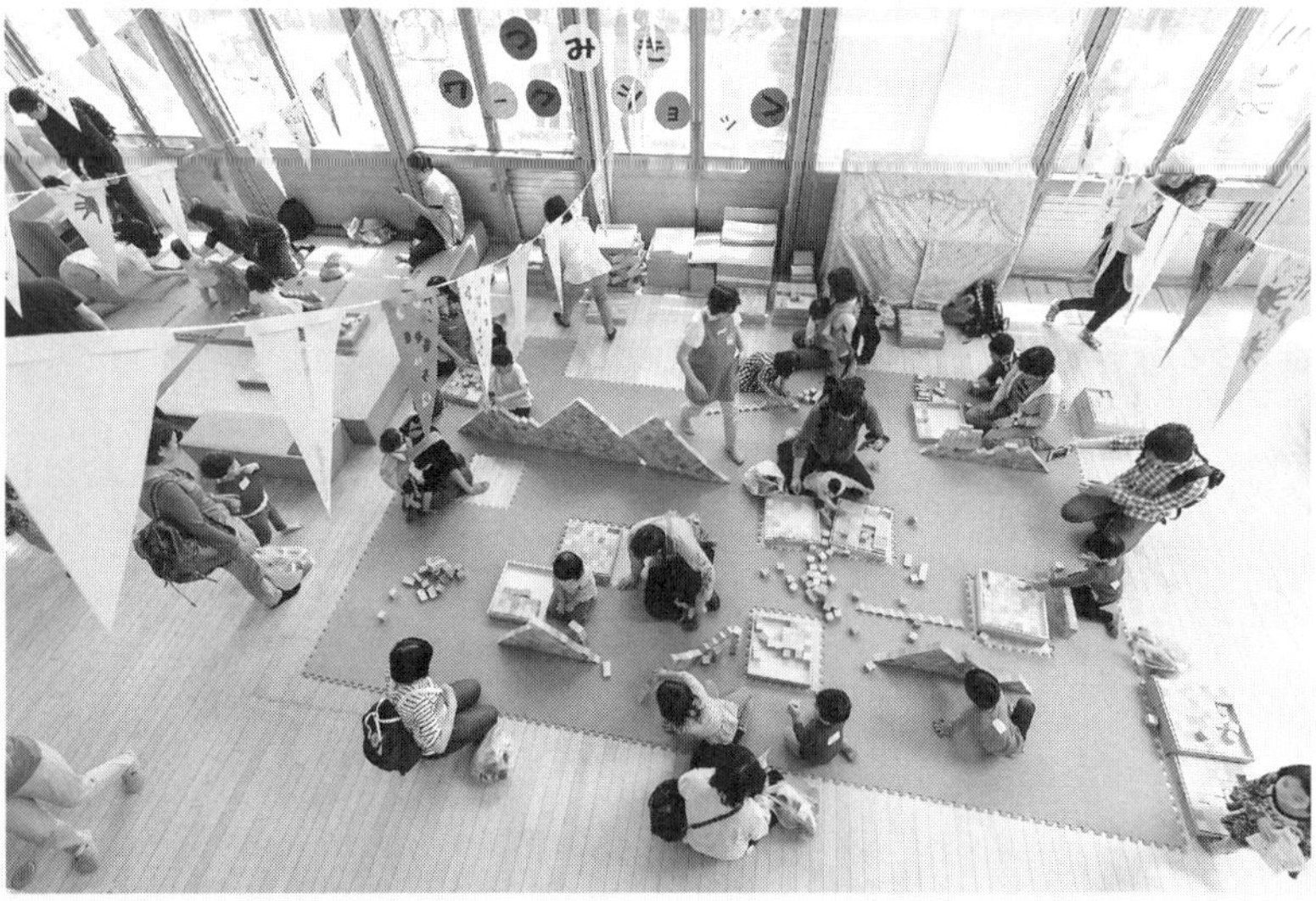

0歳から3歳までの乳幼児とその親を対象に、親子でいつでも自由に来館し、楽しく遊び、子育てについて学び合う「0123 はらっぱ」

武蔵野市は若者を中心に人気のある吉祥寺などを抱えています。その魅力とは。

松下　1つは商業地域と住宅街が近接したコンパクトなまちと都心へのアクセスの良さです。市内にはJR中央線の駅が吉祥寺、三鷹、武蔵境と3駅ありますし、吉祥寺には井の頭線と京王線も入っています。三鷹駅はJR総武線の始発駅でもあり、東京メトロの東西線も走っています。

そしてもう1つが緑です。これは意識しています。緑は市民の共有財産という認識の下、緑を大切にする街路樹や公園の整備、さらには武蔵野市には農地もあり、生産者の皆さまのお力を借りながら都市農地も保全しているところです。

一般論として、子育て支援を実行するにしても財源をどうするかという問題があります。財源というと消費税、法人税、所得税です。ここはどう考えていくべきだと考えますか。

松下　私の理念として、子どもや子育てに関しては、広く社会全体で負担すべきだという考え方を持っています。子育てをしている人からだけ徴収して、その財源を政策実行に当てようという議論が出てきていることに違和感を覚えます。やはり子育て支援については、社会全体で支えないといけません。そして、社会全体で支える負担とは何かと考えると、自ずと消費税になってくるのではないでしょうか。

ただ、難しいのは負担感をどう享受していくかです。消費税にしろ、今の10％の負担感は結構大きい。しかしながら、税収は70兆円を超えています。では、それらは一体どこに使われているのかと。今は過去最高の税収なのに、また増税を考えているわけですから、何に使っているのが明らかにした上で、その内容を見直して欲しいと思います。やはり子ども・子育てにしっかりと財源を充てたことによって、そこから生み出されるものは大きいのです。

例えば武蔵野市がそれまで中学生までだった医療費助成の対象を高校生まで引き上げたときには、効果が出ました。予算では試算で８０００万円ほどの費用がかかる計算でした。しかし一方で支出を補う以上の効果が出ると見込んでいたのです。というのは、子育て世代の方でどこに住もうかと迷われている方にとって、武蔵野市近隣を見渡しても土地が高くて、なかなか見つけられないのです。しかし、武蔵野市に住めば18歳までは医療費が無償になるため、安心感は大きいと。子育て支援が充実しているなら、少し予算をオーバーしていても自宅を武蔵野市で買おうという判断が働いたのではないかと。ですから、先ほど申し上げたように、武蔵野市の子どもの人口は増えているのです。

戦後の家族モデルからの脱却を

やはり住みやすいという要素が子育て世代には大事なのですね。

松下　ええ。それと支援ですね。少子化で財源問題を議論することは避けて通れません。22年秋、国も児童手当を削減しています。それまで特例給付という形で月額５０００円を手当てしていました。年収が一定水準に達している世帯に対しても児童手当を出していたのですが、それを22年の10月からやめたのです。しかしここにも問題があります。年収の基準額は１２００万円です。しかも、どちらか高い方の年収が１２００万円を超えたら支給をやめるというもの。仮に2人とも年収が１０００万円だった場合には支給はやめないのです。つまり、世帯年収が２０００万円の世帯には支給をやめず、片方が１２００万円で、もう片方が0円の世帯には支給をやめるということです。そう考えると、現在の所得制限はやめた方が良いと思いますね。

もう一度、制度の根幹を見直していかなければなりませんね。

松下　今の日本の社会保障制度や政策の考え方が、戦後日本の高度経済成長を支えた家族モデルのままなのです。女性が専業主婦として扶養の範囲内で、パートで働くというモデルですね。ただ、このままだと、私は社会の活力を低下させてしまうと危惧しています。時給も上げようという議論が出てきていますけど、時給を上げたらパートの人は働く時間を減らすだけです。扶養から外れたくないから、皆が年末になると調整するからです。いくら時給を上げても、意欲と能力のある人が働けるのに働かないというのは産業界にとってもマイナスだと思います。

戦後日本を支えたモデルも転換期を迎えていることを意味していますね。

松下　そう思います。戦後日本を支えた家族モデルは、一定の時期は効果があったと思います。しかし、今の時代に合うかどうかと考えた場合にはどうでしょうか。インターネットもなかった時代とデジタルが当たり前になった今とでは、全く違います。女性の活躍や女性の活力がもっと生かせる社会を目指さなければなりません。これから働く人が減って困るというのに、未だに働く夫と専業主婦をモデルにしていたら限界が来ます。ですから、その家族モデルを脱却することから始めなければなりませんね。

切れ目のない産後ケアを！

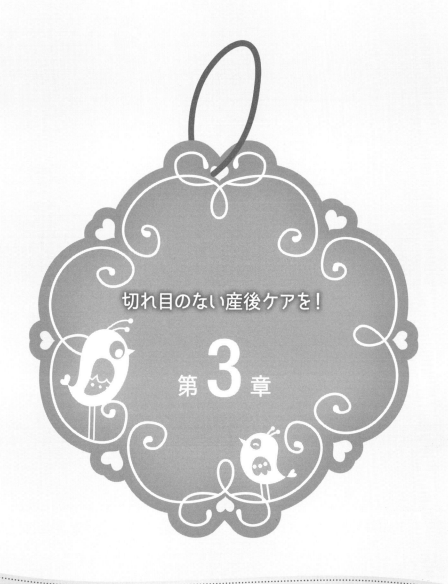

第3章

産後の母親と産後ケアの基礎知識

※「第3章 産後の母親と産後ケアの基礎知識」は『産後ケアプロバイダー養成講座ハンドブック』から抜粋しました。ご執筆者は以下の通り。

松永佳子、峰友紗、畠山典子、榊原理恵子、伏見枝莉、丹波恵津子、大澤絵里、古谷健一、齋藤弘

産後の母親と
産後ケアの基礎知識
1

現代の母親の特徴

ベネッセが2012年に行った調査から、子育てをしている現在の母親の現状を確認しましょう。調査から10年以上が経過していますが、現在と大きな変化はないように思われます。

① 孤育て

余儀なく「孤育て」（孤独な子育て）に奮闘し、日々ストレスや不安を募らせている親が急増しています。「育児に励んでいる毎日は24時間営業のコンビニエンスストアを1人で切り盛りしているみたい」といった意見もあり、4人に1人は子育ての悩みを相談できる人がいないと回答しています。現在は、男性の育児休業に関する法整備がなされていますが、その取得率は、まだ14％（厚生労働省：2021年）で、その期間も2週間程度です。

2 妊娠中から必死に「保活」（保育所入所のための活動）

少子化にもかかわらず、働く女性の増加により、子どもの預け先不足から、妊娠したら「保活」（保育所入所のための活動）をしなければいけません。平均所得が減少している現在、子育てのためにも共稼ぎは必須です。経済的な不安から、結婚や子どもを持つことをためらう若者も多いです。

現在は、地域によっては待機児童問題が解決しつつありますが、希望する保育所に入園することは難しい現状があります。

3 育児休業を早目に切り上げて復職せざるを得ない

育児休業を取得したいが、ワークライフバランスに対する企業の理解も不十分であり、「保活」も厳しい状況においては、仕事を続ける意欲を持ちながら

図表1 女性の育児休業取得率の推移

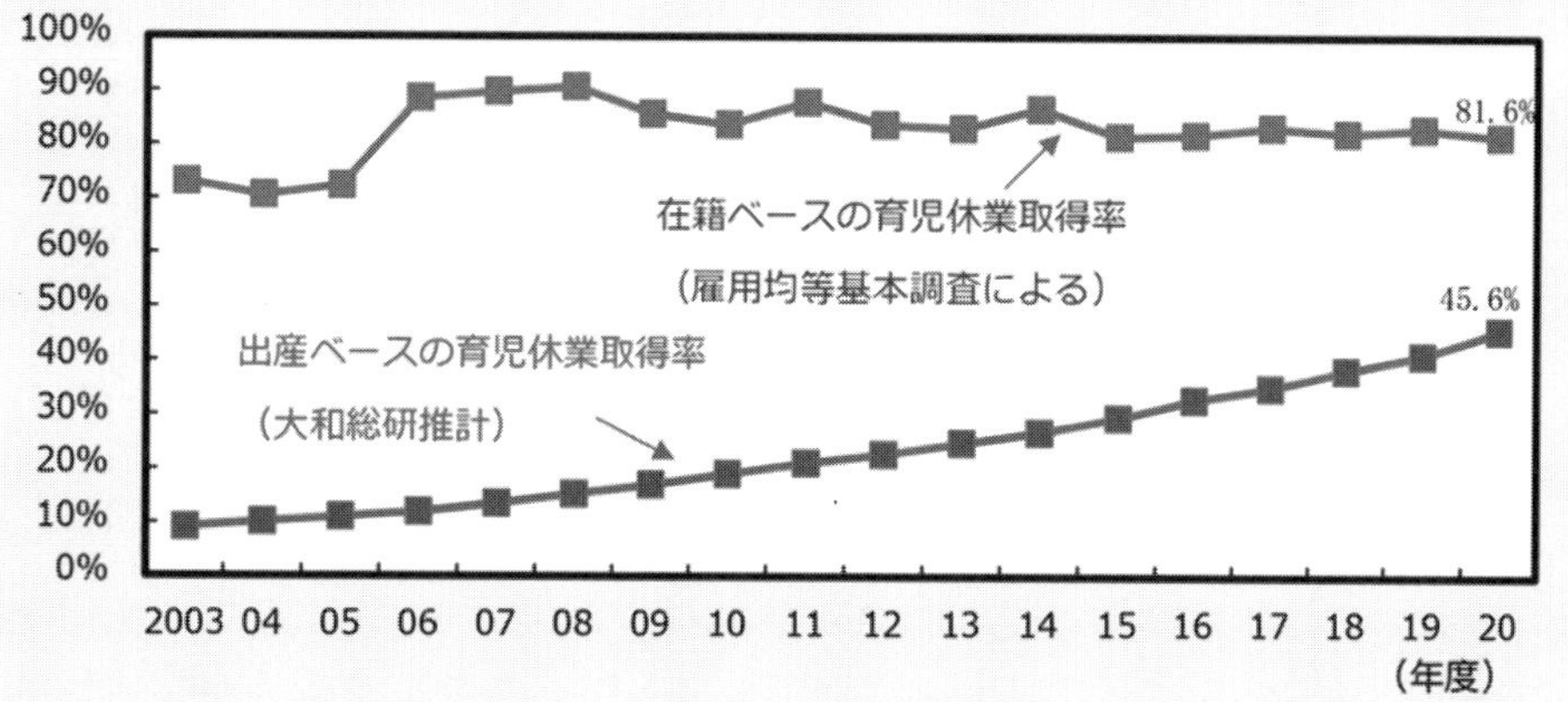

出所＝厚生労働省「雇用均等基本調査（旧・女性雇用管理基本調査）」「人口動態統計」「雇用保険事業年報」をもとに大和総研作成

【出典】https://president.jp/articles/-/58692?page=2

も、妊娠・出産前後に退職を余儀なくされる人もいます。その理由として仕事と育児の両立の難しさを挙げる人が26・1％（2012年）にのぼっています。

現在でも状況は変わっていません。女性の育児休業取得率は80％代で推移しているものの、出産ベースの取得率は40％程度です（図表1）。〝妊娠退職〟が育児休業取得率を高く見積もっている現状があります。また、育児休業の期間も出産時期により長短があります。

4 保育所か幼稚園かに分かれている問題点

就学前の子どもは、親が就労していれば保育所（厚生労働省）、していなければ幼稚園（文部科学省）に入園します。保育所は児童福祉法、幼稚園は学校教育法で規定されています。内閣府が管轄している、こども園も2006年から設置され、その数は急増していますが、専業主婦の子ども0歳児から預けることができるようになっています。

※保育所は1日8時間0～5歳児 専業主婦世帯は利用不可
※幼稚園は1日4時間3～5歳児 共働き世帯は事実上利用困難

5 小学校

子どもが小学校に上がってから、働き続けることが困難となる家庭もあります。放課後児童対策の遅れによる「小1の壁」問題が顕著な例です。

6 社会的養護

親の生活状況の悪化等により、社会的養護を必要とする子どもも急増しています。

7 子どもの貧困問題

子どもの貧困問題も深刻です。子ども時代の貧困は教育格差・健康格差となり、成人後の貧困へと連鎖します。

【参考文献】

- 大日向（2013）現代の子育て環境と地域の子育て支援～その現状と課題
  https://www8.cao.go.jp/shoushi/shoushika/meeting/taikou/k_3/pdf/s4-1.pdf
- 「第2回妊娠出産子育て基本調査」
  http://berd.benesse.jp/jisedai/research/detail1.php?id=3316
- 「第2回幼児教育・保育についての基本調査」
  http://berd.benesse.jp/up_images/research/research24_pre1.pdf
- 深堀遼太郎（2017）：正規就業女性の育児休業期間に関する要因分析 生活経済学研究、46：39-54

産後の母親と
産後ケアの基礎知識

2

育児不安／悩み

1 歴史

１９７０年代、すでに「育児ノイローゼ」という言葉が生まれていました。実際に、１９７１年（昭和46年）の厚生白書には、「児童の養育について自信の持てない両親も増えている。一部の母親は、育児ノイローゼがこうじて心中に走る場合すらある」と記載されています。しかし、この時代は子育て支援に関する施策は豊富ではありませんでした。育児ノイローゼは、母親の子育て能力や母性愛の不足のために起きると考えられていたためであると推察されます。つまり、母親個人の問題であるという認識であったのでしょう。１９８０年代になると育児ノイローゼに変わり、「育児不安」という用語が使用されるようになります。

１９９０年、日本では少子化が「社会問題」として認識され始めました。一方、児童虐待相談件数は増加の一途を辿っており、仮に新しい家族を形成したとしても子どもを育てることが容易ではなくなっています。

1980年代に出された「大阪レポート」（1）では、自分の子どもが生まれるまでに、他の小さい子どもと関わることがないまま親になる女性の割合の高さが浮き彫りになっています。約40％の女性が、母親になる前に「小さい子どもと関わったことがない」と回答しているのです。現在ではさらに増加していることが容易に推察できます（図表2）。

現在では、出産施設の減少に伴う入院期間の短縮により、産後の疲労回復、育児技術の習得もままならないうちに退院しなければならない現状もあります。特に、第1子の平均出産年齢が30歳を超え、35歳以上の高年出産も全出生の3分の1を占める中、産後うつ、自殺、児童虐待など、子育てを巡る課題は山積しています。

2　育児不安

（1）背景

子どもへの接し方や教育の仕方が分からない親の増加、しつけや子育てに自信がない親の増加、過保護や過干渉、無責任な放任など、現代の家庭の教育力は低下しているのではないかという指摘があります。子育てに自信満々という方は少なく、し

図表2　しつけや子育てに自信がない親の割合

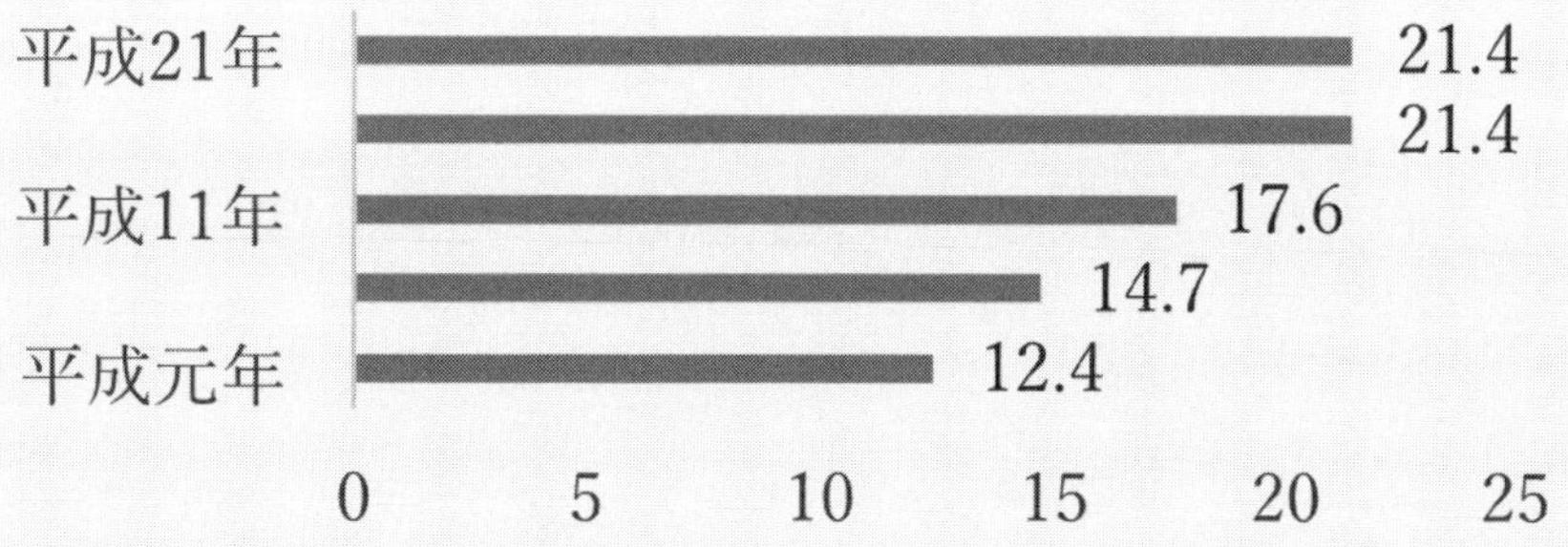

【出典】「厚生労働省　21世紀出生時縦断調査結果」より集計

つけや子育てに自信がないという親は、実に5人に1人です。子育ては、家庭だけではなく、社会全体で、子育てを応援し、支えていくことが求められています。

(2) 母親（専業主婦と有職者による違い）

子育てに専念している母親の方が、子育てに不安が強いことが分かっています。仕事をしている母親（有職者）では、子育てに不安を抱いている人の割合は約50%ですが、子育てに専念している母親の場合は約70%です。母親はいつも不安を抱いている、というわけではありませんが、困ったときに相談できる、顔をみたら安心できる、そんな地域社会が望まれます（図表3）。

3 育児不安をもたらす要因

(1) 子どもに要因がある場合

よく泣く子や病気がちの子、人見知りが激しいなど、子どもの扱いにくさが育児不安を招くことがあります。

図表3　母親（専業主婦と有識者による違い）

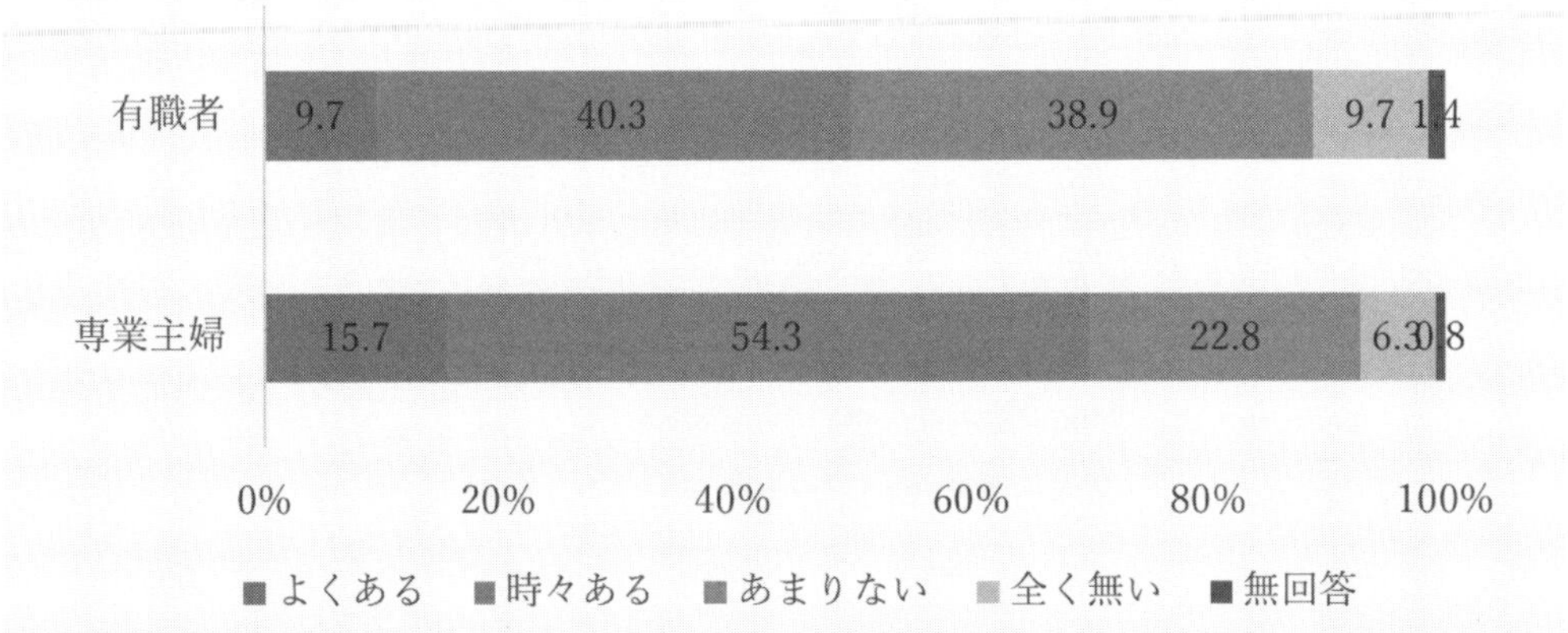

【出典】日本労働組合総連合会　子ども・子育てに関する調査より作成（2013年）

(2) 母親に要因がある場合

母親自身が心身ともに健康でないと、子どもに向き合うことはどうしても難しいでしょう。育児による疲労や睡眠不足は心身の健康に影響します。例えば、心身が安定しないと子どものちょっとしたサインに気づくことができなかったり、反対に過敏に反応してしまったりすることがあります。したがって、母親自身が気軽に休める環境を提供することが重要となります。また、母親自身の生育歴や、妊娠に対する受け止め方も影響します。一緒に子育てをしていきましょうという姿勢が母親を助けることにつながります。

(3) 環境に問題がある場合

母親の心身の健康に影響することの中に、くつろげる時間や生活のゆとりのなさがあります。母親が引きこもってしまわないように、家庭外活動へ参加できるように、交流の「場」づくりが大切となります。近所で立ち話ができるような環境、つまり、声掛け運動で母親たちが救われることもあります。

(4) 夫婦関係に問題がある場合

夫婦関係にはなかなか立ち入ることができませんが、夫との会話時間や、育児方針に対する夫婦間での意見の不一致、そして、夫の家事・育児への関わり方なども育児不安に影響しています。母親だけでなく、夫（父親）が集える空間が夫の息抜きの場になることもあります。

4 育児不安の出現時期

２００３年に大阪府から出されたデータを示します（※）。今までに育児について一番心配だった時期を振り返って質問した結果です。日本では、産後１カ月は、外出をすることは少なく、約６割の方が実家で過ごしていると言われています。おそらく、昔から「床上げ」まではゆっくりと過ごす、産後は養生することが推奨されており、実家でサポートを受けていることは十分考えられます（図表４）。

しかし、出産して病院を退院して１カ月までが一番心配な時期で、一番手助けがほしい時期であることが分かります。その後、子育てに関する心配ごとは少なくなるものの、１歳前後で再び不安が強くなります。そして、心配ごとの内容は多岐にわたり、出生順位、時期によって異なります。

１カ月までは泣き止まない、母乳が足りてい

図表4 今まで育児について一番心配だった時期

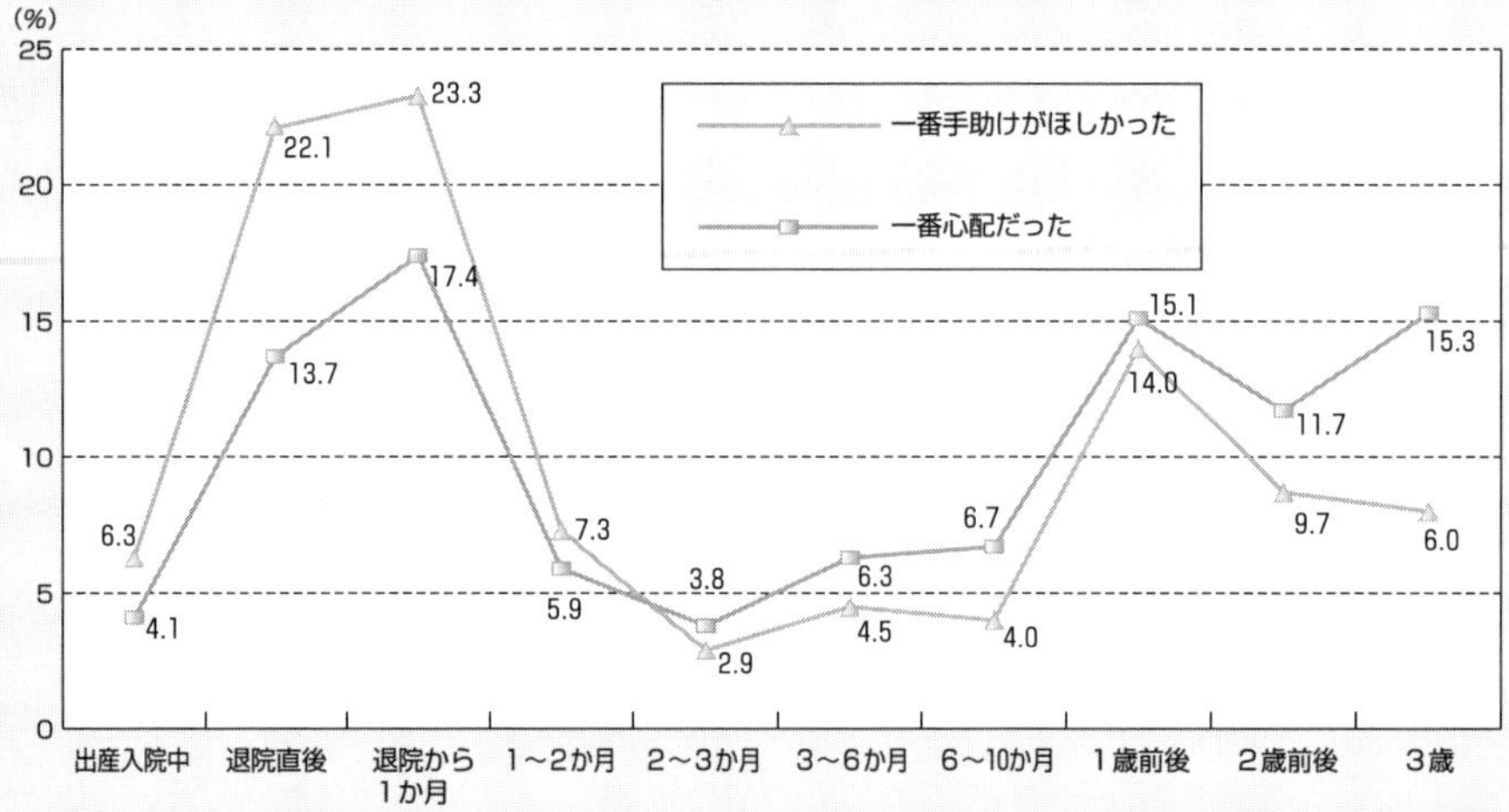

資料：大阪府「地域母子保健サービスに関する研究ー新しい乳幼児保健活動の標準方式の策定のための研究ー」

【出典】http://wwwhakusyo.mhlw.go.jp/wpdocs/hpaz199801/b0029.html

るか、体重が増加しているか、オムツかぶれや湿疹《しっしん》などの皮膚の状態などに不安が多くみられます。１カ月～3カ月になると、母乳が足りているかという不安は引き続きあるものの、生活リズムが昼夜逆転していることや、便秘、またこの頃から始まる予防接種といった、新たな不安が出現します。

そして、３カ月～６カ月になると、夜泣きのことや離乳食の開始時期について、また子どもとの遊び方といった新たな不安の種が出てきます。さらに、寝返りの時期など、発達に関する不安が出てくる時期でもあります。半年を過ぎて１歳までは、離乳食の進め方や食が進まないことなどが不安になります。

※大阪レポートとは、大阪府下のある市（当時、人口12万人）に、１９８０年生まれの全数児（約２０００人）を対象に実施された育児の実態調査である。23年後に実施された「神戸レポート」と比較される。

産後の母親と産後ケアの基礎知識 3

今ある子育て支援（行政）

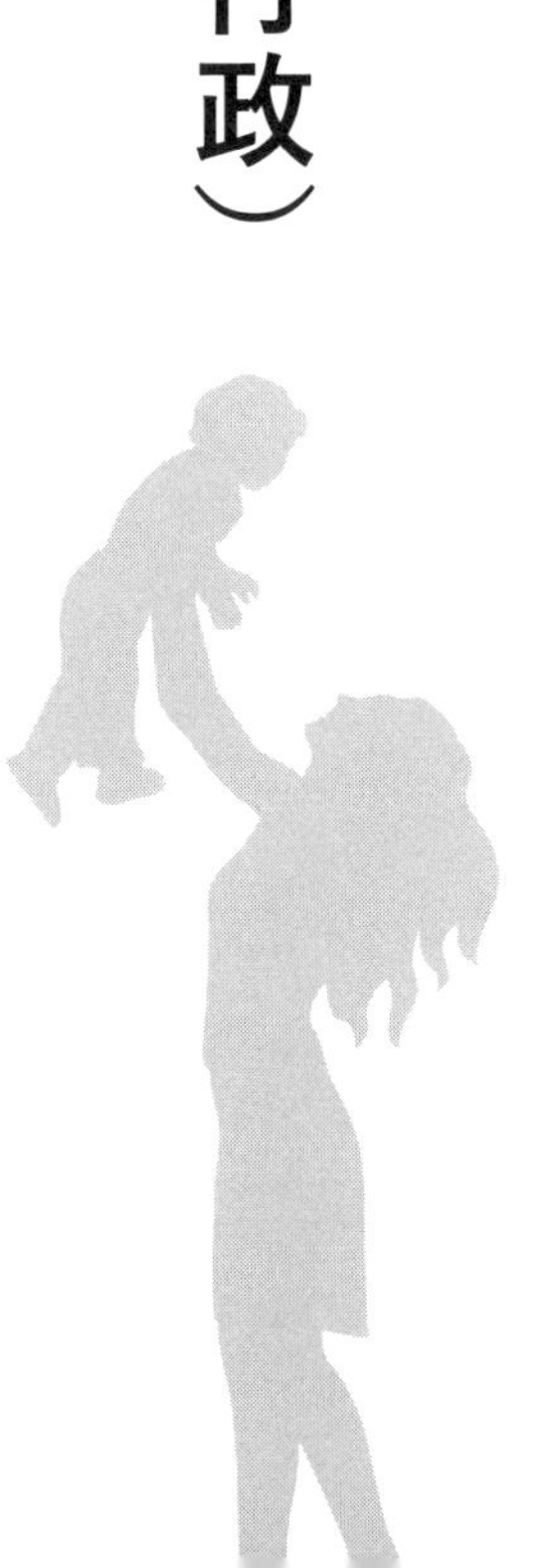

① これまでの少子化対策

１９９０年の「１・57ショック」で顕在化した少子化問題に対して、「今後の子育て支援のための施策の基本的方向について（エンゼルプラン）」が政府によって策定されました。その後、２０００年には少子化対策推進関係閣僚会議において「少子化対策推進基本方針」に基づき「重点的に推進すべき少子化対策の具体的実施計画について（新エンゼルプラン）」が策定されました。

その後も、「少子化対策プラスワン」（２００２年）、少子化社会対策大綱に基づく「子ども・子育て応援プラン」（２００４年）、少子化社会対策大綱に基づく「新しい少子化対策について」（２００６年）、「新待機児童ゼロ作戦」（２００８年）、「子ども・子育てビジョンとして待機児童解消『先取り』プロジェクト」（２０１０年）、「待機児童解消加速化プラン」（２０１３年）、少子化社会対策大綱に基づく「子育て安心プラン」（２０１７年）、「新子育て安心プラン（2020年）と30年にわたり、少子化対策が策定してきました。しかし、新型コロナウイルス感染症のパンデミックにより、少子化は、さらに加速している現状があります。

2 現在の子育て支援の現状

日本では、産後、親族である祖父母から支援を受ける子育て世代は少なくありません。現在でも6割の女性が里帰り出産をし、その後も経済的支援を含む様々なサポートを受けています。

一方、夫からのサポートが十分とはいい難い現状があります。日本では、30、40代の長時間労働の割合が高く、サポートしたいという気持ちがあっても「できない」という声が少なくありません。実際、就学前の子どもを持つ父親の家事・育児時間は1時間程度で先進国の中でも最も短くなっています。

2014年の妊娠・出産包括支援モデル事業で「切れ目のない子育て支援」がキーワードになりました。つまり、これまでは「切れ目」があったということになります。確かに、妊娠すると産院を受診し、分娩予定日が確定すると、市町村に妊娠届けを提出し、母子健康手帳を交付してもらいます。

その後、妊婦健康診査は産院や助産院で受け、出産をすると出生届（戸籍課）と出産連絡票（母子保健課）を提出します。1カ月健康診査は産院で、その後の子どもの健康診査は保健センターで受けます。女性は必要なケア、サービスを受けるために、産院と保健センターを行き来する必要があります。しかし、残念なことに新しいモデルでも、女性はワンストップではなく、必要な「空間」を行き来する必要があることには変わりありません。

行政で提供しているサービスを時期別にまとめた表を示します（図表5）。法律が異なると、担当部署も変わることが多い現状を踏まえると、子育て支援包括支援センターが十分に機能し、ケア提供者がつながることができても、子育てをする家族が手間なく必要なサービスを受けられるようになることは期待できません。

図表5 行政で提供しているサービス

<table>
<tr><th></th><th>産後月数
法的根拠など</th><th>1か月</th><th>2か月</th><th>3か月</th><th>4か月</th><th>5か月</th><th>6か月</th><th>7か月</th><th>8か月</th><th>9か月</th><th>10か月</th><th>11か月</th><th>12か月</th></tr>
<tr><td rowspan="9">事業</td><td rowspan="3">母子保健法</td><td colspan="2">新生児訪問
里帰りの場合60日</td><td colspan="10"></td></tr>
<tr><td colspan="12">産後ケア事業</td></tr>
<tr><td colspan="12">産前産後サポート事業</td></tr>
<tr><td rowspan="3">児童福祉法等</td><td colspan="4">乳幼児家庭全戸訪問</td><td colspan="8"></td></tr>
<tr><td colspan="12">養育支援訪問</td></tr>
<tr><td colspan="4"></td><td colspan="8">ファミリーサポート事業（市町村により開始時期は異なる）</td></tr>
<tr><td>児童手当法</td><td colspan="12">子ども手当金</td></tr>
<tr><td>労働基準法</td><td colspan="2">産後休暇</td><td colspan="10">育児時間</td></tr>
<tr><td>育児休業法</td><td colspan="2"></td><td colspan="10">育児休業</td></tr>
<tr><td rowspan="8">施設</td><td rowspan="5">市町村</td><td colspan="12">保健センター</td></tr>
<tr><td colspan="12">子育て支援包括支援センター（母子健康包括支援センター）</td></tr>
<tr><td colspan="12">地域子育て支援拠点</td></tr>
<tr><td colspan="2"></td><td colspan="10">保育園</td></tr>
<tr><td colspan="3"></td><td colspan="9">児童館</td></tr>
<tr><td rowspan="3">都道府県</td><td colspan="12">保健所</td></tr>
<tr><td colspan="12">児童相談所</td></tr>
<tr><td colspan="12">福祉事務所</td></tr>
</table>

産後の母親と
産後ケアの基礎知識

4

新生児・幼児とのコミュニケーション

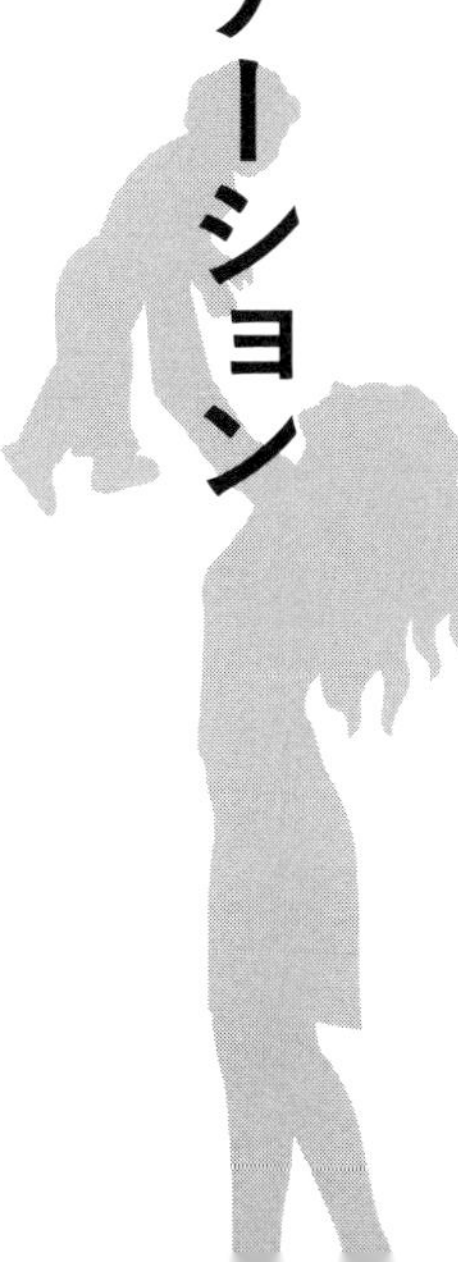

生後1年までの運動発達、精神発達、社会性の発達を整理し、赤ちゃんに対して、具体的にどのようなやり取りができるか考えてみましょう。

1　新生児期

新生児期は、からだのリズムを作るため、「食欲が満たされ、眠り、排泄《はいせつ》をする」が生活のベースになります。赤ちゃん自身が自発的に何かやりたい、コミュニケーションを取りたいといった行動は、もう少し先のことで、この時期は、原始反射が中心になります。

例えば、この時期、赤ちゃんが笑うのは、生理的なもので、中枢神経の働きによる筋肉の運動です。ただし、赤ちゃんが、快適に感じている時でないと起こらず、赤ちゃんの微笑《ほほえ》みには、養育者が赤ちゃんを可愛いと思い、愛着を形成することを促すという側面もあります。この時期の赤ちゃんとのコミュニケーションは、赤ちゃんの基本的なお世話（授乳、排泄、睡眠、沐浴など）が中心になります。養育者が、お世話を通して赤ちゃんが安心して過ごせる環境を作ることを支援していきましょう。

2 乳児期

乳児期は、著しい心身の発達が進み、泣く、笑うなどの表情の変化も豊かになり、喃語《なん》（「ばばば」「だだだ」など赤ちゃんが発する子音＋母音の連続する音からなる声）により、自分の欲求を表現していきます。2カ月頃から追視をするようになり、周りの大人や子どもの様子をじっと見て、周囲に興味を持ち始めます。

そうして、養育者や日々関わる大人とのやりとりを通して、言葉や日常生活における生活習慣を身につけていきます。この時期の赤ちゃんとのやりとりは、赤ちゃんの安心に繋がり、赤ちゃんが外界に向けて自発的にコミュニケーションを取っていくために、とても重要です。

3 赤ちゃんの泣き

赤ちゃんは、お腹が空いた、おむつを変えてほしい、暑いや寒い、眠いなど、様々な自分の主張を「泣く」というコミュニケーションの形で表現しています。赤ちゃんとの生活に慣れないうちは、保護者は、それをコミュニケーションの一つと受け取れず、「泣かせてしまった」「自分のやり方が悪いのではないか」などと考えてしまうこともあります。「泣く」ことは、赤ちゃんのコミュニケーションの一つであることを伝えていきましょう。

4 五感への刺激

赤ちゃんは、五感（視覚、聴覚、臭覚、味覚、触覚）を持って生まれますが、その感覚の度合いは、どれも大人とは異なり、はっきりしたものではありません。例えば、生後すぐの赤ちゃんは、視力は0・1程度で、色もぼんやりしか見えていません。五感は、外部からの刺激により、どんどん発達していくものです。赤ちゃんに語りかけ、抱っこや授乳や沐浴、そして遊びなど日常の生活を通して、赤ちゃんの五感を刺激していきましょう。

5 タミータイム

ほとんどの時間を仰向《あおむ》けの状態で過ごす新生児期から乳児期前半の赤ちゃん。近年、うつ伏せで遊ぶ「タミータイム」の時間を取ることが推奨されています。赤ちゃんの機嫌の良い時間に、腹ばい姿勢を取らせ、赤ちゃんの視線の先におもちゃを置いたり、背中をさすったり、「上手にできたねー」など声をかけたりしながら楽しみましょう。最初は赤ちゃんも慣れず、泣くこともあります。短い時間（2～3分から）から始めてみましょう。タミータイム中は、赤ちゃんから目を離さないように注意が必要です。

産後の母親と
産後ケアの基礎知識
5

産後ケア業務におけるコミュニケーション

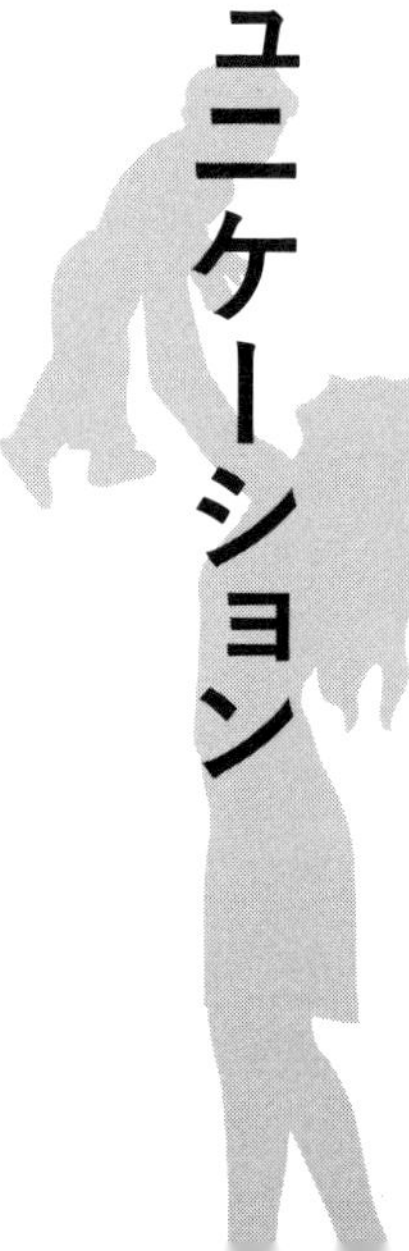

1 産後ケア事業の実施と自治体とのコミュニケーション

産後ケア事業には、自治体からの委託事業、または産科医療機関等で独白に行う事業などがあります。ここでは、主に自治体から産後ケア事業の委託を受け、実施する場合等における、自治体とのコミュニケーションについて理解を深めましょう。

(1) 産後ケア事業の立ち上げ準備期・初任期

この時期に大切なコミュニケーションとして、自治体と産後ケア施設及びケア担当者が、産後ケア事業の意義・目標を理解し、それらを共有しておくことが挙げられます。産後ケア事業実施主体は市町村であることから、地域の保健師等は、地域の実情を踏まえ、利用者の傾向と地域のニーズを分析し、理解・共有しておくことが必要です。地域特性や地域資源の理解は、住民である産後ケア事業の利用者理解やケア提供にも役立ちます。

自治体では、産後ケア事業の目的・目標を、地域の実情に応じて立案し、それらを元に予算化し、事業の委託を行います。そのため、委託元の自治体や担当保健師等と委託先事業所は、十分に目的やコンセプトを共有しておくことが、とても重要です。また、産後ケア施設としてできること・できないことについては、事前に想定しうることについては、調整を行っておくことが必要です。

立ち上げ期には、「産後ケア事業をこの地域で行うことで、住民（地域）がどのように（良い方向に）なるのか」など、自治体の目指す姿をミーティングや連絡会などの機会を設け、共有するなど、日頃から顔の見える関係を作っておくことも大切です。また、安全に遂行できるか、法令に違反していないか、制度の趣旨と逸脱していないかなどは、事業所自身でも理解し、具体的な事業計画を立案しましょう。

都度、自治体とも協議の上、お互いが望ましい方向へと進み、住民へ還元するためにも、この時期のコミュニケーションは不可欠です。産後ケア事業に初めて従事する者にとっても、地域における産後ケア事業の理念を理解することにつながります。

(2) 産後ケア事業の実施前

実際に事業が始まり、直接利用者が産後ケア施設を利用する際には、実施前からの自治体との調整が必要となります。大きくは、申込み・利用者の相談やスケジュールの変更・出産予定日の変更やその他、不測の事態などが想定されます。委託の範囲や連携の体制、裁量の範囲、災害時や緊急時の対応等、あらかじめ共有しておくことで、実際に対応が求められた際にも利用者を混乱させずに対応することができます。

また、入所予定日の変更（出産予定日の変動）、その他不測の事態は起こり得ます。年末年始等の対応なども含め、事前に予測できることについて、事前に産後ケア施設と自治体間でコミュニケーションをとり、シミュレーションするなど検討しておくことは混乱を防ぐ一助となります。どちらが対応するのかなどで、利用者を過度に緊張させたり、心配させたりすることのないよう留意しましょう。

また、ケア内容によっては、自治体の産後ケア事業としての対応は難しいことでも、自費扱い等の事業所の裁量で行うことなども想定されます。公費負担分と自費分の位置づけをどのようにするのかについても必要に応じて担当者と確認しましょう。

産後ケア事業は、産後の母親とその子どもにとって、非常に有意義かつ、心身を回復し、癒される経験を得ることのできる大切な地域資源です。そのことを根本に置き、不測の事態に対しても真摯《しんし》にそれぞれが向き合っていきましょう。地域の担当保健師等が支援ケースとして地域でかかわっている方の場合、事前に留意点などの連絡事項がケア担当者へ入ることもあります。ケア終了後には、担当保健師等と情報共有を行うことで、地域における継続支援へのきっかけや対象の理解の促進へとつながります。

(3) 産後ケア事業実施中および実施後

ケア提供中の不測の事態等、産後ケア施設だけでは判断がつかない事案等が生じた場合、利用者の安全を確認した上で、自治体担当者へ連絡し、意見を仰《あお》ぐこともあります。また、その際、利用者に過度な不安を与えないよう留意しましょう。

また、自治体等の視察、施設の広報取材等の依頼があった際には、事前に利用者等へ確認する必要があります。自治体が直接利用者へ確認を行う場合もあれば、産後ケア施設から利用者に確認する場合もあります。前向きではない反応が見られた場合は自治体と共有し、十分に配慮する必要があります。

実施後は、利用者アンケートの結果や当日のケア内容、ケア提供者の気づき等の記録類を元に利用者ニーズを把握し、実施報告を行います（方法や時期は自治体によります）。

実施中において緊急の対応を要する内容があれば、即座に電話や直接、その他は記録物での報告等、優先順位を踏まえ、対応することも必要となります。これまで大きな課題がなかった妊産婦であっても、産後の状況や育児への適応が厳しいなど、様々な課題が表出することもあるため、先入観にとらわれず、目の前の対象者へ真摯に対応しましょう。

ケア提供者の少し気になるという感覚も大切にし、ケア中に気になった利用者やその言動、継続支援の必要性を感じた場合は、自治体への報告フローに基づき、自治体の産後ケア事業担当者、あるいは地区担当保健師等と情報共有を行い、継続支援へ向けた検討やカンファレンスを行います。気になる対象者を産後ケア施設のみで抱え、地区担当保健師への申し送りがない場合、地域との連携やフォローが予防的に機能しないこともあるため、自治体と産後ケア施設とのコミュニケーションは非常に重要となります。

2 よりよい産後ケア事業として地域に参画するために

産後ケア事業は、対象者にとって、産前から産後、子育て期において継続して見守ってくれるという、地域への信頼感や安心感を育むきっかけともなります。そのため、ケア提供施設と自治体との連携はもちろん、産科医療機関、地域の子育て支援に関する施設や関係者とのコミュニケーションは大切です。

産後ケア事業の担当者へ行ったインタビュー結果（※1・2）によると、地域の連携やコミュニケーション、信頼関係を築いていくためには顔の見える関係は大切であること、自分の中で人間関係やリソースを作っていくことの重要性などが語られています。また、ハイリスクケースは、ボーダーの時期に誰も気づくことができなかった結果であったり、気づいていたとしても支援者同士のコミュニケーションに課題があったり、本人が直接声をあげられない（あげにくい）状況が存在していることも明らかになっています。

産後ケア事業として地域に参画する際には、地域住民とのコミュニケーション、自治体等との日頃のケースのやり取り、産後ケア会議、地域の産科医療機関等とのコミュニケーションなどを通じて、地域の課題や実情を理解することも大切となります。

また、それぞれの職種の強みを活かした知識や技術の共有、課題を共有する機会なども、地域の連携につながります。地域の資源を知り、地域の関係者が顔の見える関係でつながることで、お互いに行っていることや強みも理解することができます。

産後ケア事業における多職種・他機関とのコミュニケーションは、対象者を中心とした切れ目のない支援の展開においても大変重要であり、ケアの質にもつながってきます。そのため、産後ケア施設と自治体との連携は欠かせません。このまちに住んで良かったという地域を共に作っていきましょう。

【参考文献】

1　畠山典子：妊娠・出産包括ケアシステム構築に向けた産後ケア事業の構成要素に関する基礎研究、順天堂大学大学院医療看護学研究科、２０１６
2　畠山典子・原田静香・中山久子・櫻井しのぶ：自治体の産後ケア事業（デイケア型）を利用した母親の利用前後の気持ちの変化　効果的な産後ケア事業の展開へ向けた事業評価の視点より、日本地域看護学会、22（1）、13-25、２０１９

産後の母親と
産後ケアの基礎知識
6

子育て世代包括支援制度について

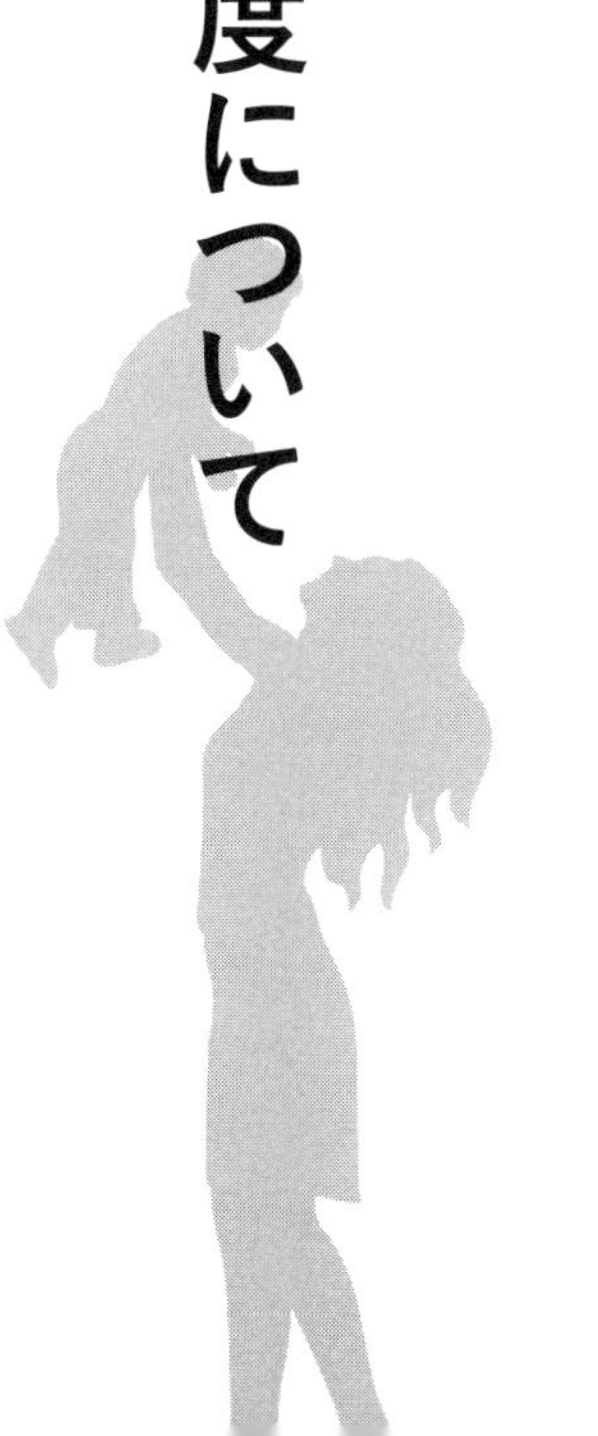

① 子育て世代包括支援センターの背景

妊産婦等の不安や負担軽減のため、妊娠期から子育て期にわたる切れ目のない支援を行う事業として、平成26年度に「妊娠・出産包括支援モデル事業」が開始され、29市町村において実施されました。

このモデル事業は、

①母子保健コーディネーターを配置し、妊産婦等の支援ニーズに応じて、必要な支援につなぐ「母子保健相談支援事業」

②妊産婦の孤立感の解消を図るために相談支援を行う「産前・産後サポート事業」

③出産直後に休養やケアが必要な方に対する心身のケアやきめ細かい育児支援を行う「産後ケア事業」

という3つの事業が含まれていました。

２０１４年12月27日には、「まち・ひと・しごと創生総合戦略」が閣議決定され、「子育て世代包括支援センター」を緊急的取組みとして50カ所、２０１５年度中までに１５０カ所整備し、おおむね5年後までに地域の実情等を踏まえながら、全国展開を目指していくこととなりました。

また、２０１５年3月20日には、「少子化社会対策大綱」が閣議決定され、産休中の負担の軽減や産後ケアの充実、「子育て世代包括支援センター」の整備などにより、切れ目のない支援体制を構築していく方針となりました。

その後、２０１６年5月27日には、「児童福祉法等の一部を改正する法律案」が成立し、母子保健法第22条の改正が行われ、「子育て世代包括支援センター」（法律上の名称は「母子健康包括支援センター」という）の設置が市町村の努力義務となり、２０１７年4月1日に施行されることとなりました。

「子育て世代包括支援センター」については、平成26年度から実施されている妊娠・出産包括支援事業と、平成27年度から開始された子ども・子育て支援新制度の利用者支援や子育て支援などを包括的に運営する機能を担うものであり、専門知識を生かしながら利用者の視点に立った妊娠・出産・子育てに関する支援のマネジメントを行うことが期待されました。

子育ての日々は、子どもだけでなく、親自身も成長する喜びの体験が凝縮された貴重な時期であり、こうした子育ての理想が、多様な背景や状況のもとにある母子やその家族にとっても実現に至るためには、子育て世代への支援の質的・量的な向上が必須であるとされています。

２０１６年6月2日には「ニッポン一億総活躍プラン」が閣議決定され、子育て世代包括支援センターについて、児童福祉法等改正により、市町村での設置の努力義務等を法定化し、令和2年度末（２０２０年度末）までの全国展開を目指す運びとなりました。

また、令和元年度には母子保健法改正により、出産後1年を超えない女子及び乳児に対する「産後ケア事業」

の実施が市町村の努力義務として法定化され、第4次少子化社会対策大綱（2020年5月29日閣議決定）において、令和6年度末までに産後ケア事業の全国展開を目指すこととされました。

また、産後ケア事業の法定化に伴い、産後ケア事業の実施に当たって、子育て世代包括支援センターやその他の関係機関との必要な連絡調整、母子保健や福祉に関する事業との連携を図ることにより、支援の一体的な実施やその他の措置を講ずることも努力義務として定められることとなりました。

2 子育て世代包括支援センターの役割

子育て世代包括支援センター業務ガイドラインによると、子育て世代包括支援センターの理念は、「乳幼児精神保健及び脳神経科学の知見と成育の理念を踏まえ、センターは、利用者の目線で支援の継続性と整合性を確認し、支援の効果が高まるよう、支援者と子育て家族との信頼関係を醸成する」こと、そして「センターの運営による「包括的な支援」を通じて、妊産婦及び乳幼児並びにその保護者の生活の質の改善・向上や、胎児・乳幼児にとって良好な生育環境の実現・維持を図ることが重要である」とされています。

また、子育て世代包括支援センターの役割は、妊産婦・乳幼児等の状況を継続的・包括的に把握し、妊産婦や保護者の相談に保健師等の専門家が対応するとともに、必要な支援の調整や関係機関と連絡調整するなどして、妊産婦や乳幼児等に対して切れ目のない支援を提供することとされています。安心して妊娠・出産・子育てができる「地域づくり」もセンターの重要な役割の一つであると記されており、地域の子育て支援事業等を提供している関係機関との連絡調整、連携、協働の体制づくりを行うとともに、地元の自治会や商工会議所、地域住民を含む、地域の子育て資源の育成、地域課題の発見・共有、地域で必要な子育て資源の開発等に努めることとされています。

妊産婦・乳幼児等へは、母子保健法に基づく母子保健事業と子育て支援法に基づく利用者支援事業の両面から支援が実施されています（図表6）。

3 子育て世代包括支援センターの必須業務

① 妊産婦・乳幼児等の実情を把握すること

② 妊娠・出産・子育てに関する各種の相談に応じ、必要な情報提供・助言・保健指導を行うこと

③ 支援プランを策定すること

④ 保健医療又は福祉の関係機関との連絡調整を行うこと

図表6　子育て世代包括支援センターの役割

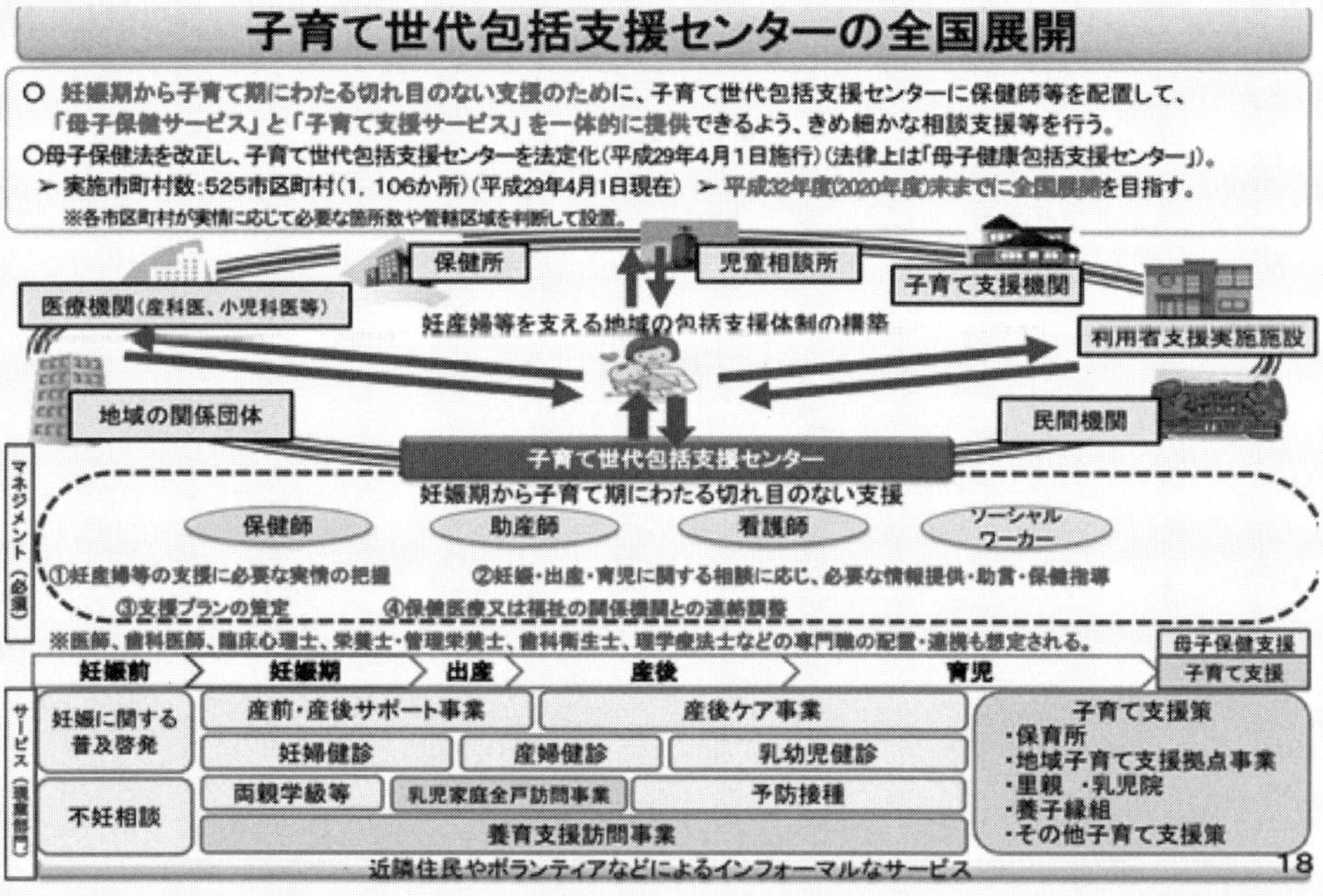

【出典】厚生労働省　資料　2.（3）妊娠期から子育て期にわたる切れ目のない支援について

4 子育て世代包括支援センターの課題

子育て世代包括支援センターの今後の課題としては、まず、支援に関わる関係機関同士の十分な情報共有や連携が難しく、制度や機関により支援が分断されることが予想されます。

各関係機関は、それぞれの支援に関わる情報のみを把握する傾向にあるため、妊産婦・乳幼児等の状況を継続的・包括的に把握できていません。このように関係機関間の連携体制が確立できていない状態では、個別の機関が所管以外の支援ニーズを把握しても、適切な関係機関や支援につなぐことが難しく、妊産婦・乳幼児等が直面する問題の深刻化が懸念されます。

5 子育て世代包括支援センターのこれから

2022年6月8日に「児童福祉法等の一部を改正する法律」が成立し、市町村において児童福祉及び母子保健に関し、包括的な支援を行う「こども家庭センター」の設置が努力義務となり、2024年4月1日に施行されることとなりました。

「こども家庭センター」とは、「子育て世代包括支援センター」と市区町村「子ども家庭総合支援拠点」の設立の意義や機能は維持した上で組織を見直し、全ての妊産婦、子育て世帯、子どもへの一体的な相談支援を行う機能を有する機関とされています。

「子育て世代包括支援センター」と「子ども家庭総合支援拠点」の「連携」からより一歩前へ進んだ相談支援機能の一体化に向けて、各市町村で取り組みが進められています。

【参考文献】

1　厚生労働省：第5回 市区町村の支援業務のあり方に関する検討WG（2016年12月21日）資料2-3
https://www.mhlw.go.jp/file/05-Shingikai-11901000-Koyoukintoujidoukateikyoku-Soumuka/0000146786.pdf

2　全国厚生労働関係部局長会議（厚生分科会）資料
https://www.mhlw.go.jp/topics/2014/01/dl/tp0120-13-01d.pdf

3　子育て世代包括支援センター業務ガイドライン（2017年8月）、厚生労働省

4　厚生の指標　増刊　国民衛生の動向　2022/2023

5　産前・産後サポート事業ガイドライン　産後ケア事業ガイドライン（2020年8月）厚生労働省

産後の母親と
産後ケアの基礎知識
7

産後ケアセンターの理念、目標

1　産後ケア事業

産後ケア事業は、「子育て世代包括支援」の仕組みの1つであり、産後の母親の心身の回復に加えて、母子ともに良好な愛着形成を促進する支援です。出産直後の母親は、女性ホルモンの劇的な低下により倦怠《けんたい》感が著しく、精神的にも不安定な状態にあります。しかし乳児にとっては、愛着を形成する上で最も大事な時期であり、この親子関係の質が個人の長期的な社会・心理的健康を本質的に決定づけるものになると言われています。つまり、産後ケアは、出産後の大事な時期に、母親となった女性の心身を癒《いや》し、親子の愛着形成と、親としての自立を促し、社会復帰への援助を行うことであると言えます。

（1）母子保健法における規定

第17条の2　市町村は、出産後1年を経過しない女子及び乳児の心身の状態に応じた保健指導、療養に伴う世話又は育児に関する指導、相談その他の援助（以下この項において「産後ケア」という。）を必要とする出産後1年を経過しない女子及び乳児につき、次の各号のいずれかに掲げる事業（以下、この条において「産後ケア事業」という。）を行うよう努めなければならない。

（1）病院、診療所、助産所その他厚生労働省令で定める施設であって、産後ケアを行うもの（次号において「産後ケアセンター」という。）に産後ケアを必要とする出産後1年を経過しない女子及び乳児を短期間入所させ、産後ケアを行う事業

→　短期入所（宿泊）型

（2）産後ケアセンターその他の厚生労働省令で定める施設に産後ケアを必要とする出産後1年を経過しない女子及び乳児を通わせ、産後ケアを行う事業

→　通所（デイサービス）型

（3）産後ケアを必要とする出産後1年を経過しない女子及び乳児の居宅を訪問し、産後ケアを行う事業

→　居宅訪問（アウトリーチ）型

（2）事業の目的

助産師等の看護職が中心となり、母子に対して、母親の身体的回復と心理的な安定を促進するとともに、母親自身がセルフケア能力を育み、母子とその家族が健やかな育児ができるよう支援することを目的とします。

(3) 実施主体

実施主体は市区町村です。なお、本事業の趣旨を理解し、適切な実施が期待できる団体等に事業の全部または一部を委託することができます。

(4) 対象者

褥婦《じょくふ》及び産婦ならびにその新生児及び乳児を、市区町村の担当者が母親の身体・心理・社会的側面、新生児及び乳児をアセスメントし、決定します。除外者は、母子のいずれかが感染性疾患に罹患《りかん》している、母親に入院加療の必要がある、母親に心身の不調や疾患があり、医療的介入の必要がある者（ただし、医師が対応可能と判断された場合を除く）です。

(5) 対象時期

出産直後から4カ月頃までが目安となりますが、母子の状況、地域におけるニーズや社会資源の状況等を踏まえ、市区町村において判断されます。

(6) 実施担当者

助産師、保健師、看護師を1名以上置くことに加え、必要に応じて①心理に関しての知識を有する者、②育児等に関する知識を有する者（保育士、管理栄養士等）、③本事業に関する研修を受講し、事業の趣旨・内容を理解した関係者を置くことができます。

2 産後ケアセンターの機能

（1）母親の身体的回復と心理的な安定の促進

まずは、母親の身体がお産からしっかり立ち直り、回復を迎えられるよう、母親の身体回復と、精神面・心の安定を促進します。

① 母子保健の推進……産後の身体的ケア、母乳ケア、母子手帳への婦人欄追加、健診時の母親の体調

② 婦人保護…………DVからの保護、児童虐待等の相談

③ 福祉避難所………災害時の母子のための避難所の設立、非常時のミルクやおむつ完備

（2）母子とその家族が健やかな育児を行える

子育てのセルフケア、母親とその家族が自分たちの力で子育てを行っていけるよう、家族をもう一度再構築して、健やかな育児ができるよう支援します。

3 産後ケアセンターの理念と目標

2022年12月、一般社団法人日本子育て包括支援推進機構では、産婦人科医・小児科医・助産師・看護師の理事が中心となり、産後ケア施設の施設基準を制定しました。全国の産後ケア施設が安心・安全に運営される基準となっています。この中の管理運営組織基準には、「施設の理念と目標が定められ周知されていること」とされています。

母親の身体回復、心理的な安定を図り、母親とその家族が健やかな育児を行えるよう支援していくこと、その先には産前・産後ケアサポート事業とも連携し、継続的・包括的支援におけるソーシャルキャピタル（人と人との結び付きを支える仕組みの重要性を説いた考え方）の醸成につなげられるよう、理念と目標を掲げる必要があります。

【参考文献】

- 福島富士子（２０２１）子育て世代包括支援事業　産前・産後ケア　～ここから始まるコミュニティづくり～　株式会社財界研究所　52-53、88-93、１００
- 厚生労働省（２０１７）産前・産後サポート事業ガイドライン　産後ケア事業ガイドライン　https://www.mhlw.go.jp/file/04-Houdouhappyou-11908000-Koyoukintoujidoukateikyoku-Boshihokenka/sanzensangogaidorain.pdf（２０２３年1月18日）
- 福島富士子（２０２０）産後ケア　完全理解読本　株式会社財界研究所、16

産後の母親と
産後ケアの基礎知識
8

産後ケアセンターの組織、多職種連携

1 組織

施設の規則により組織体制を明示します。協議・決定機関等の設定する組織図の例を示します（図表7）。

2 多職種連携

産後ケア事業における母子支援・子育て支援は、医療・保健・福祉の専門家や研修を受けた者が必要です。特に子育てに不慣れであったり、不安を持つ方へ、この事業で支援サービスをする場合には、保健師や助産師、看護師に加えて、医師、歯科医師、臨床心理士、栄養士・管理栄養士、歯科衛生士、理学療法士などの専門職との連携も想定されます。

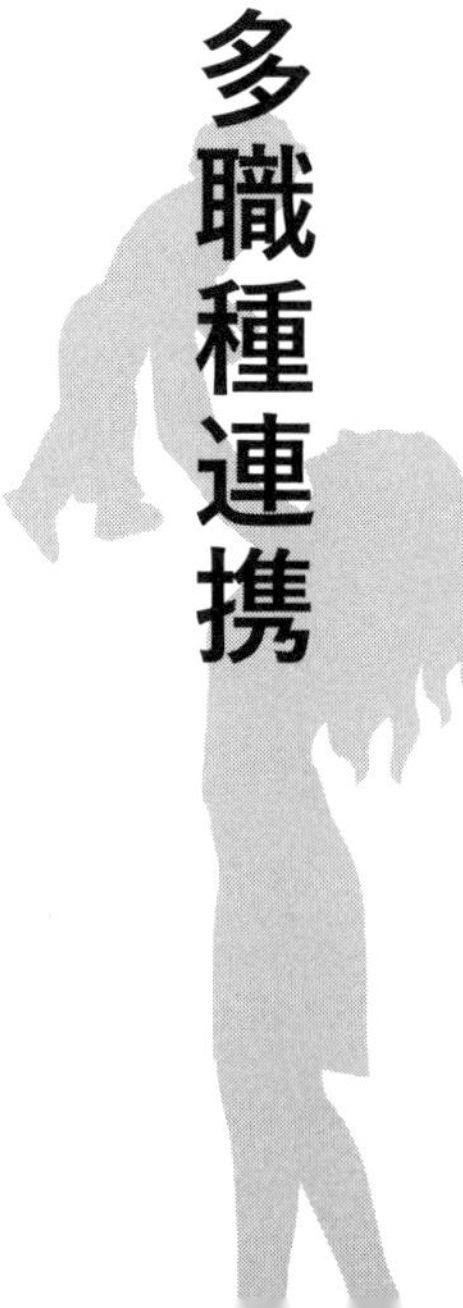

図表7 組織体制

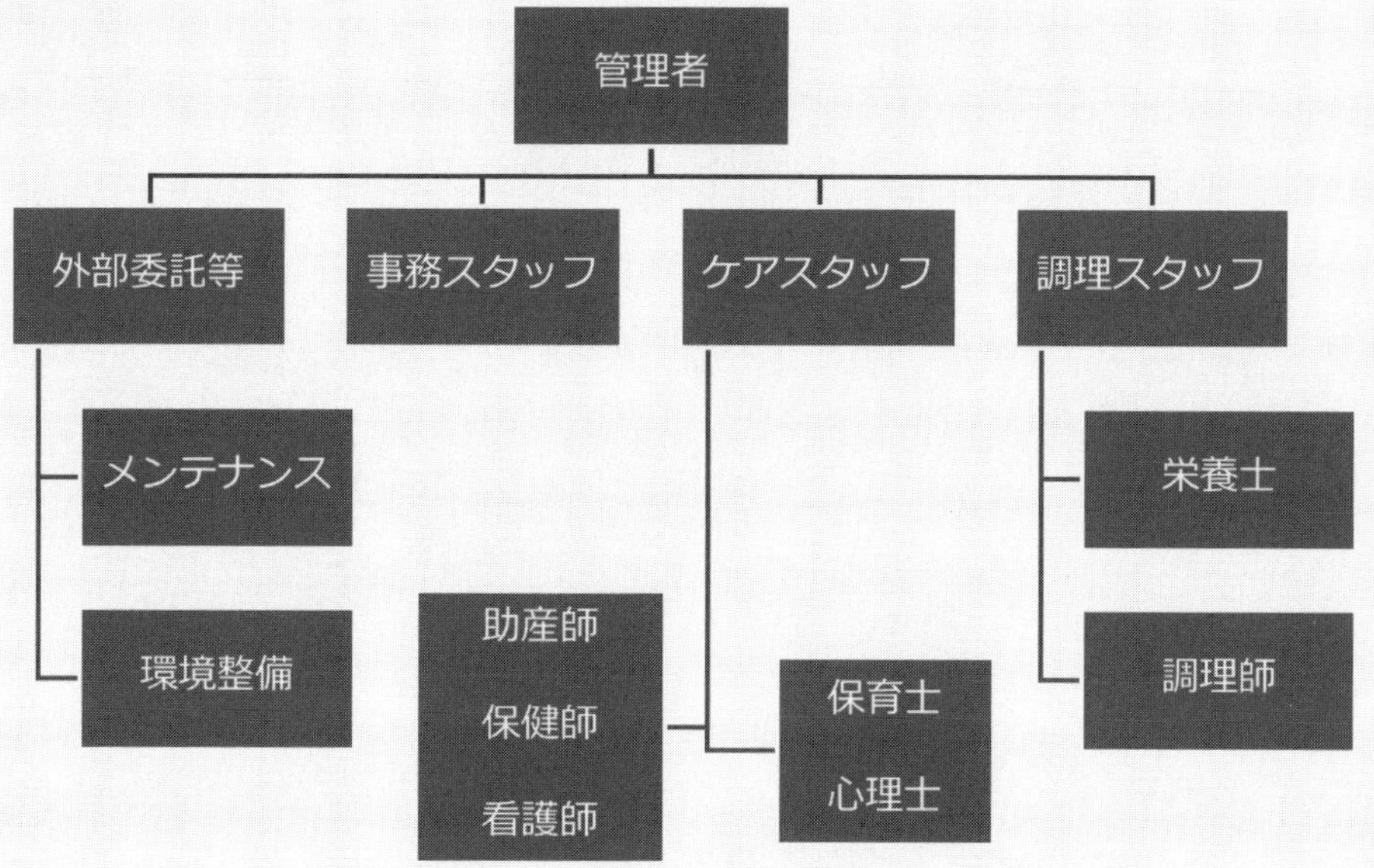

図表8 多職種との連携

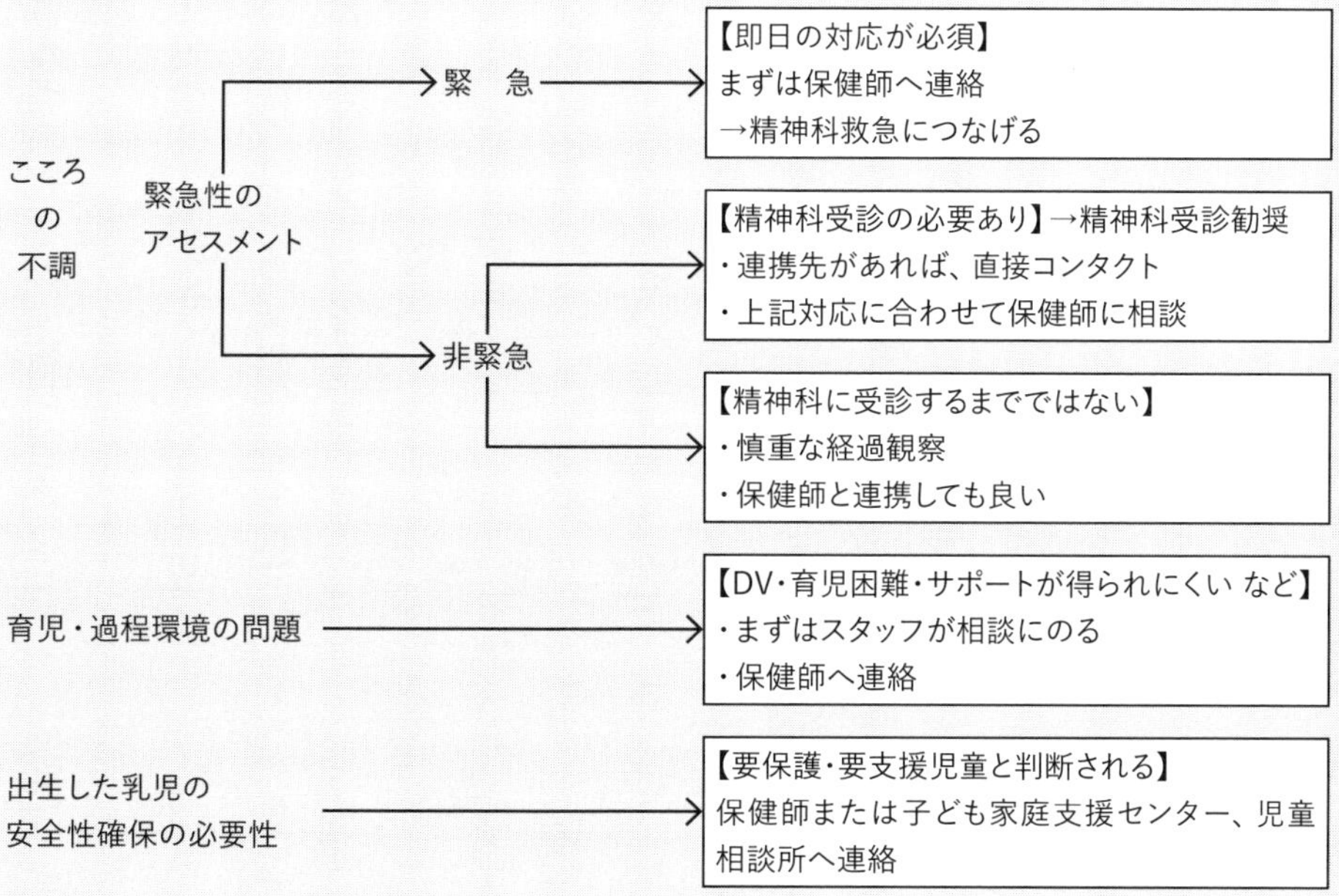

精神保健福祉士、ソーシャルワーカー（社会福祉士等）、利用者支援専門員、地域子育て支援拠点事業の専任職員といった福祉職との連携もあります。日頃からこれらの各職種の方々と情報共有を行うと、円滑に事業が進められます（図表8）。

※立花良之著『母親のメンタルヘルス サポートハンドブック　気づいて・つないで・支える 多職種地域連携』（医歯薬出版株式会社、2017年）より、利用者（母親）に心の問題があった場合の産科医療機関による対応プロセスを抜粋します。

産後の母親と
産後ケアの基礎知識
9

産後ケアセンターの運営・財務

① サービスマネジメント

サービスマネジメントとは、サービスの提供方法について管理することです。産後ケア事業においてケアがサービスにあたります。

ケア（サービス）の質を一定に保つためには、マニュアルを整備したり、担当者の技術を高める研修を実施したりする必要があります。

全国の産後ケア施設が、安心安全に運営されるための基準としては『一般社団法人 日本子育て包括支援推進機構認定　産後ケア施設基準』があります（図表9）。

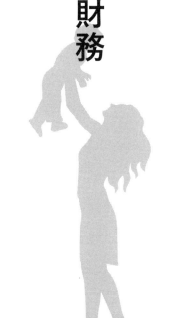

2 産後ケアサービス

ケアサービスにおいては、結果も過程も重要です。サービスの質を向上させるには、この両方の質を高めなければいけません。

サービスは人や組織に役立つ活動で、市場で取引の対象となる活動です。サービスの特徴を次に示します。

①　無形性
②　生産と消費の同時性
③　結果と過程の等価的重要性
④　共同生産

3 サービスの質の向上

サービスの質の向上には次の要素が重要です。

①　利用者満足（ＣＳ：Customer Satisfaction）　→利用者が望むサービス～
②　職員満足（ＥＳ：Employee Satisfaction）　→生き生きとした、意欲あふれる職場づくり！

4 財務

会社の未来のお金を管理することです。会社を経営していくためのお金を集め、どのように使うか計画を立て、

図表9 産後ケア施設基準

理念と目標	・施設の理念と目標が定められ周知されていること。
施設長	・施設長を置き、施設長が現場の運営、安全管理、危機管理について権限を持って統括、命令できる権限を持つこと。 ・施設長は、医師、保健師、助産師、看護師のいずれかの資格を持ち、組織を統括する能力がある者であること。
経営と実施組織	・産後ケア、子育て支援を社会貢献事業として継続して運営し、安定した経営を行う意思と能力を持つ経営者および経営母体のもとで事業が運営されること ・産後ケアを実践する組織、事務組織、施設の維持管理を行う組織を持ち、それぞれの業務、役割が定められ明示されていること
人員構成	別紙（1D）人員構成
個人情報保護	・利用者の個人情報、記録は電子的に保存され、電子的及び物理的に 十分な漏洩防護が行われること
福祉及び医療施設との連携	・母子保健、福祉関係の行政組織との情報交換がおこなわれること ・必要に応じて母の医療的対応ができる産婦人科、小児科医療施設と提携していること ・母児の医学的緊急事態に対応する小児科、産婦人科を持つ救急指定病院と連携していること #2【行政との連携を施設基準に入れる】 #3【福祉施設との連携】
人員配置基準	
産後ケア実施者	・午前8時から午後8時は児3人につき1名の産後ケアプロバイダー ・午後8時から翌日午前8時の間は児8人につき2名の産後ケアプロバイダー ・日勤のプロバイダーの1名以上はエキスパート認定産後ケアプロバイダーを含み、夜勤では1名以上の認定ケアプロバイダーもしくはエキスパート認定産後ケアプロバイダーを含むこと
事務	・日勤帯は2名以上のクラークが配置されていること
カウンセラー	・育児カウンセラーを置き、入所者が必ずカウンセリングを受けられる体制をとること ・管理栄養士の栄養カウンセラーを置き、母児の栄養カウンセリングを受けられる体制をとること ・理学療法士による母親の産後活動復帰カウンセリングを行えることが望ましい
安全管理・危機管理責任者	常勤者の1名は安全管理、危機管理、感染予防の精通者であること
清掃・清潔責任者	常勤者の1名は清掃・廃棄・施設感染対策の精通者であること

【出典】一般社団法人 日本子育て包括支援推進機構認定　産後ケア施設基準より引用

管理していく業務のことを意味しており、財務戦略の立案、つまり会社で活用するお金の調達や運用の方針を立てます。

（1）予算編成管理

どのように予算を分配するかを考え、予算が適切に使用されているかを管理することです。

（2）資金調達

新しい商品やサービスを作ったり、新しい設備を導入したりするためのお金を調達することです。

（3）資産運用

会社が保有する資産を適切に運用し、増やしていくことです。

産後の母親と
産後ケアの基礎知識
10

母子保健法、児童福祉法、医療法、関連法規

①　母子保健法

母子保健法とは、１９６５年に制定された母性及び乳幼児の健康保持・増進を図ることを目的とした法律です。本法律において、母性、乳幼児に対する保健指導、健康診査、医療その他の措置を講ずることを定めています。２０１９年12月（２０２１年４月施行）の法改正において、第17条の２では、生後１年以内の母子を対象とする産後ケア事業の実施が市町村の努力義務となりました。

また、産後ケア事業として、病院、診療所、助産所などの施設に短期間入所する短期入所型産後ケア、センターに通う通所型産後ケア、自宅へ訪問する居宅型産後ケアを定めました。

そこでは、市町村が産後ケア事業を行う際には、産後ケア事業の人員、設備及び運営に関する基準として厚生労働省令で定める基準に従って行わなければならないこと、妊娠中から出産後に至る支援を切れ目なく行う

観点から、子育て世代包括支援センターなどの関係機関との必要な連絡調整、他事業との連携を図るように努めなければならないと謳っています。

2 児童福祉法

児童福祉法とは、児童が良好な環境において生まれ、心身ともに健やかに育成されるよう、保育、母子保護、児童虐待防止対策を含む全ての児童の福祉を支援することを目的としています。児童福祉法の制定は古く、戦後まで遡《さかのぼ》り、始まりは困窮する子どもの保護、救済でした。前述の母子保健法の制定以前は、母子保健に関する事項は、児童福祉法のもとで定められていました。

ここ最近の児童福祉法の改正では、児童虐待防止対策に関することが多いですが、児童福祉法はそれ以外にも、身体に障害のある児童の療育の指導、小児慢性特定疾病医療費の支給、結核にかかっている児童への療育の給付、障害児通所支援、子育て支援事業、助産施設、母子生活支援施設及び保育所への入所、要保護児童の保護措置などについての定めを謳っています。

市町村で実施されている放課後児童健全育成事業、子育て短期支援事業、乳児家庭全戸訪問事業、養育支援訪問事業、地域子育て支援拠点事業、一時預かり事業、病児保育事業などは、本法律が根拠となり、実施されている事業です。

3 医療法

医療法は、医療の安全を確保するために必要な事項、病院、診療所、助産所の開設や管理に関し必要な事項や、医療提供施設相互間の機能の分担や業務の連携を推進するために必要な事項を定め、医療を受ける者の利益の保護及び良質で適切な医療を効率的に提供する体制の確保を図ることを目的にしている法律です。

産後ケアセンターの開設や管理については、医療法では規定がないため、注意が必要です。2020年の厚生労働省医政局長、子ども家庭局長からの「病院、診療所又は助産所と産後ケアセンターとの併設等について」の通知では、病院、診療所、助産所と産後ケアセンターの併設は、その区分を明確にすることで可能であるとしています。

診察室、処置室などの共用も認めていますが、共用する構造設備に対しては、共用することで医療法第27条の規定に定める基準を下回ることのないよう十分に注意すること、とされています。

4 その他、産後ケアに関連した通知

関連して、国土交通省では、「母子保健法に基づく産後ケアセンター等の取扱いについて」で、短期入所型産後ケアを実施する施設に関して、病院で行う場合は「病院」、診療所又は助産所において行う場合は「診療所」、これら以外の施設において行う場合は「老人ホーム、保育所、福祉ホームその他これらに類するもの」として取り扱って差し支えないとしています。

また、2020年8月5日の厚生労働省子ども家庭局長からの「『母子保健法の一部を改正する法律』の施行

について」の通り、産後ケアセンターは、旅館業法に規定する旅館業の適用外であることから、「ホテル又は旅館」に該当しません。

通所型の施設に関しては、病院、診療所又は助産所において通所型産後ケアを行う場合は、短期入所型と同様に扱い、それ以外の施設で行う場合は「老人福祉センター、児童厚生施設その他これらに類するもの」として取り扱うことができます。

また、居宅型産後ケアを行う場合には、「老人福祉センター、児童厚生施設その他これらに類するもの」として取り扱って差し支えない、とされています。

【参考文献】

- 厚生労働省「病院、診療所又は助産所と産後ケアセンターとの併設等について（医政発0805第1号、子発0805第4号）」令和2年8月5日
- 国土交通省「母子保健法に基づく産後ケアセンター等の取扱いについて」令和2年8月5日

産後の母親と
産後ケアの基礎知識
11

産後ケアプロバイダーの法律的に可能な活動範囲

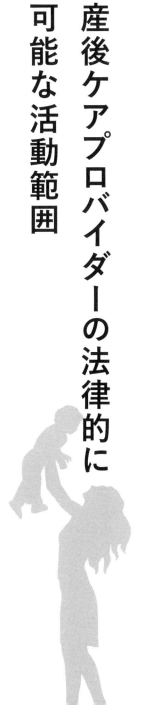

1 産後ケアを実践するケアプロバイダー

2020年8月に厚生労働省が提示した「産前・産後サポート事業ガイドライン 産後ケア事業ガイドライン」では、産後ケア事業の実施担当者を、「助産師、保健師、看護師を1名以上置くこと。その上で、必要に応じて次の（1）～（3）の者を置くことができる」としています。

（1）心理に関しての知識を有する者
（2）育児等に関する知識を有する者（保育士、管理栄養士等）
（3）本事業に関する研修を受講し、事業の趣旨・内容を理解した関係者これを受けて、一般社団法人日本子育て包括支援推進機構は、産後ケアを実践するケアプロバイダーを「認定エキスパートプロバイダー」、「認定産後ケアプロバイダー」、「産後ケアアシスタント」と区分して構成しています。

◎認定エキスパート産後ケアプロバイダー

①保健師、②助産師、③看護師あるいは④保育士の資格を持ち、日本子育て包括支援推進機構（本機構）認定資格を有するもの

◎認定産後ケアプロバイダー

①～④の資格は持たないが、本機構認定資格を有するもの

◎産後ケアアシスタント

本機構認定あるいは資格を有せず、認定エキスパート及び認定産後ケアプロバイダーの指示のもとに産後ケア業務を行うもの

2 実施方法別にみる産後ケアの実施担当者とケア内容

「産前・産後サポート事業ガイドライン　産後ケア事業ガイドライン」には、産後ケア事業の実施方法別に、実施担当者とケアの内容についての記載があります。現在、産後ケアに対する地域におけるニーズや社会資源

の状況等から、実施方法は宿泊型、アウトリーチ型、デイサービス型（個別・集団）の3種類となっています。その実施方法別に提示されている実施担当者とケア内容は、次のとおりです。

（1）宿泊型

・実施担当者：1名以上の助産師等の看護職を24時間体制で配置する。
・ケア内容：①母親の身体的ケア及び保健指導・栄養指導
②母親の心理的ケア
③適切な授乳が実施できるためのケア（乳房ケア含む。）
④育児の手技についての具体的な指導及び相談
⑤生活の相談、支援

（2）アウトリーチ型

・実施担当者：助産師等の看護職や、利用者の相談内容によっては、保育士、管理栄養士、心理に関して知識のある者等が実施する。
・ケア内容：①母親の身体的ケア及び保健指導・栄養指導
②母親の心理的ケア
③適切な授乳が実施できるためのケア（乳房ケア含む。）
④育児の手技についての具体的な指導及び相談

（3）デイサービス型

・実施担当者：（集団型）助産師等の看護職等
・ケア内容：①母親の身体的ケア及び保健指導・栄養指導
②母親の心理的ケア
③適切な授乳が実施できるためのケア（乳房ケア含む。）
④育児の手技についての具体的な指導及び相談

3 産後ケアプロバイダーの活動範囲

一般社団法人日本子育て包括支援推進機構（以下、本機構）における産後ケアプロバイダーには、前述した区分があります。本機構が認定した研修を受け、審査に合格した者が「認定産後ケアプロバイダー」として産後ケア業務を行うことができます。

その中でも、認定エキスパート産後ケアプロバイダーと、認定産後ケアプロバイダーの違いは、国家資格（＊）を保有するか否かといった点です。認定エキスパート産後ケアプロバイダーであれば、産後ケア業務を行う上で、それぞれが保有する国家資格によって認められている業務を併せたケアも、提供することができます。

産後ケアプロバイダーの区分や個人が保有している資格や経験値、またケアの実施担当者が提示されている産後ケア事業ガイドラインを活用することで、産後ケアプロバイダーそれぞれが、自身の活躍範囲を見出すことができます。

＊国家資格：国家資格とは、国の法律に基づいて、各種分野における個人の能力、知識が判定され、特定の職業に従事すると証明される資格です。医師、保健師、助産師、看護師など有資格者以外が携わることを禁じられている業務を独占的に行うことができる業務独占資格と保育士など有資格者以外は、その名称を名乗ることを認められていない名称独占資格などといった分類があります。

【参考文献】

●厚生労働省（２０１７）産前・産後サポート事業ガイドライン　産後ケア事業ガイドライン
https://www.mhlw.go.jp/file/04-Houdouhappyou-11908000-Koyoukintoujidoukateikyoku-Boshihokenka/sanzensangogaidorain.pdf（２０２３年１月18日）

産後の母親と
産後ケアの基礎知識
12

産後ケアに関連する公費負担制度

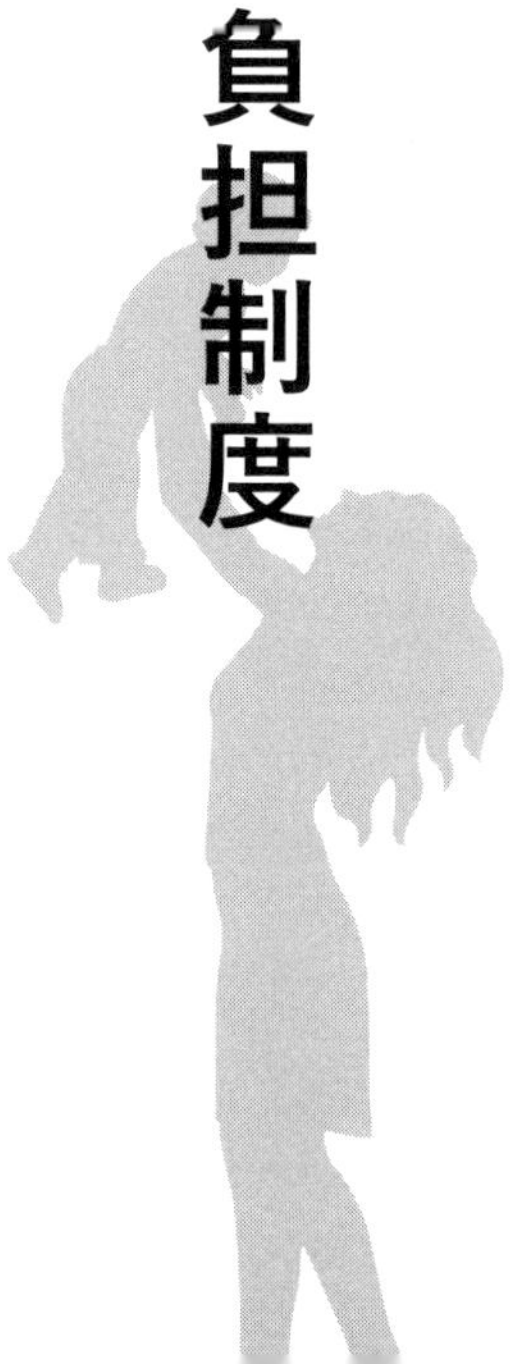

1 産後ケア施設基準

厚生労働省から発表された「産前・産後サポート事業ガイドライン　産後ケア事業ガイドライン」において、産後ケア等サービスに係る利用料について、次のように定められています。

「市町村が実施する本産後ケア事業については、短期入所型、通所型、居宅訪問型とも、利用者から産後ケア等のサービスに係る利用料を徴収する。」

よって、産後ケアの利用者から利用料が徴収されますが、その費用は施設によって異なります。また、産後ケア事業には、短期入所（ショートステイ）型、通所（デイサービス）型（個別・集団）、居宅訪問（アウトリーチ）型がありますが、その種類によっても費用は異なります。よって、利用者は、利用したいと考える施設のサービスの種類ごとの利用料を確認する必要があります。

2 産後ケアに関連する公費負担制度

「産前・産後サポート事業ガイドライン　産後ケア事業ガイドライン」において、産後ケア等サービスに係る利用料について、次のように定められています。

「生活保護世帯、低所得者世帯は、周囲から支援が得られない等の社会的リスクが高いと考えられるため、利用料の減免措置等の配慮が行われることが望ましい。また、健康保険や国民健康保険等では、保健事業としてこれに対する補助を実施することも可能であることから、利用者が健康保険組合等に補助の実施状況を確認するよう伝えることが望ましい。」

このように、ガイドラインでは、社会的リスクが高く、産後ケアの必要性がありながら、経済的負担によりサービスを利用できない人が出ないよう、利用料の減免措置等の配慮や補助を行うことが推奨されています。

多くの産後ケア事業実施市町村では、産後ケアの公費負担制度を設け、利用料の一部を助成しています。この場合、利用者の自己負担額は、利用料から公費負担額を差し引いた金額となります。そして、非課税世帯や生活保護世帯に対しては、さらなる減免措置を講じていることが多くあります。しかし、市町村によって公費負担制度の申請方法や負担割合、利用上限回数等が異なるため、利用者の住民票のある市町村へ問い合わせるように伝えることが必要です。

3 公費負担制度の利用方法

産後ケア事業の公費負担制度を利用するには、市町村に利用申請し、市町村の担当者が各市町村の審査基準を基にアセスメントした結果、利用者として認められた場合に限られます。

「産前・産後サポート事業ガイドライン　産後ケア事業ガイドライン」において、産後ケア事業の対象者の決定について定められているため、一部抜粋して次のように示します。

褥婦《じょくふ》及び産婦並びにその新生児及び乳児のうち、次の（1）～（4）を基に、市町村の担当者がアセスメントし、利用者を決定する。

（1）母親

・産後に心身の不調又は育児不安等がある者

・その他、特に支援が必要と認められる者

（2）新生児及び乳児

自宅において養育が可能である者

（3）その他

地域の保健・医療・福祉・教育機関等の情報から市町村が支援が必要と認める者

(4) 除外となる者

・母子のいずれかが感染性疾患（麻しん、風しん、インフルエンザ等）に罹患《りかん》している者
・母親に入院加療の必要がある者
・母親に心身の不調や疾患があり、医療的介入の必要がある者（ただし、医師により産後ケア事業において対応が可能であると判断された場合には、この限りではない。）

右記のほか、ガイドラインでは、同居家族の有無等にかかわらず、支援の必要性を判断することや、里帰り出産により住民票がない状態の産婦、妊娠・出産を経ない養親や里親、父親に関しても配慮を行うよう記されています。

4 公費負担制度が利用できない場合

市町村に産後ケア事業の利用申請をしても、審査結果によって利用者として認められなければ、公費負担制度を利用できず、全額自己負担となります。

また、市町村と産後ケア事業に関する委託契約を締結している施設では公費負担制度が適用されますが、委託先ではない施設では公費負担制度は利用できません。また、市町村が定めた利用上限回数を超えての利用も全額自己負担になります。

【参考文献】

●「産前・産後サポート事業ガイドライン　産後ケア事業ガイドライン（２０２０年８月）」
https://www.mhlw.go.jp/content/000658063.pdf

産後の母親と産後ケアの基礎知識

13

産後ケア施設認定制度とケアプロバイダー認定制度

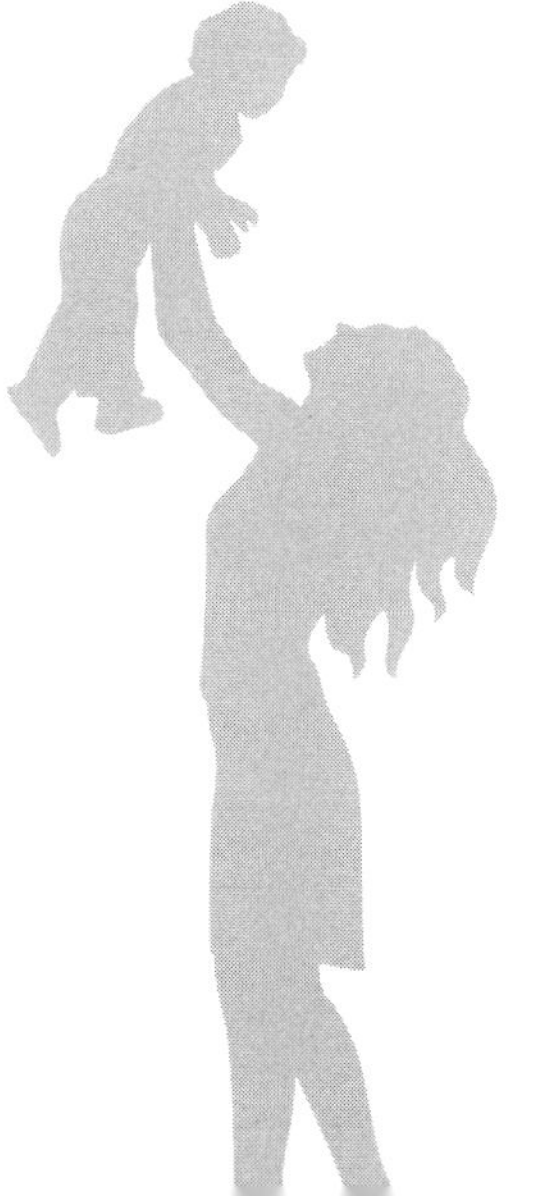

1　産後ケア施設基準の詳細

一般社団法人日本子育て包括支援推進機構（以下、本機構）は、産婦人科医、小児科医、助産師、看護師の理事を中心に、産後ケア施設の施設基準を制定しました。全国の産後ケア施設が安心安全に運営される基準となっています。この基準は、大きく分けて、次の8つの項目から構成されています。この基準をもとに、認定制度が設けられます。

（1）管理運営組織基準

産後ケア施設の理念と目標、施設長、経営と実施組織、人員構成、個人情報保護、福祉及び医療施設との連携について記述されています。この人員構成の中に、産後ケアプロバイダーについて記載があります。

医療施設との連携においては、必要に応じて母児の医療的対応ができる産婦人科、小児科医療施設と連携していることに加え、母児の医学的緊急事態に対応する小児科、産婦人科を持つ救急指定病院と連携していることが定められており、母児の安全が確保される必要があります。

(2) 構造設備基準

建築基準法を遵守すること、他の営業の用途との区画をすること、施設内の環境や部屋数、各部屋の詳細、アクセスについて記述されています。アクセスの項目内には、外部からベビーカーで施設入り口まで到達できることや、階段には手すりを設けること、また、新生児・乳児を抱いて移動することも考慮して、階段の蹴上は15㎝以下、踏面は30㎝以上50㎝以下にすることとされており、利用者の特性に合わせた基準が定められています。

(3) 人員配置基準

産後ケア実施者、事務、カウンセラー、安全管理・危機管理責任者、清掃・清潔責任者を配置することが定められています。また、各人員の詳細についても、記述されています。

(4) 業務手順基準

標準業務におけるケア手順書、感染防止対策における手順書、倫理規範における規定が作成され、それぞれの運用について定められています。

(5) 衛生管理・医療安全基準

食品、衛生、清掃・廃棄について標準手順書を定めて実践し、定期的な検証と改善が行われることが定められています。

(6) 利用者へのサービス基準

施設の概要についてホームページや施設内に明示すること、利用料金においては明朗な会計が行われること、記録物が個人情報に留意した上で開示されることが定められています。また、個別対応においては、担当者を定め、利用者の希望・ニーズに対応し、計画的に支援や指導を実施することが定められています。

(7) 安全および危機管理基準

安全管理、危機管理、災害・火災時において、手順書を定め、定期的に検証・改善が行われることが定められています。

(8) 継続的改良

利用者による評価は、アンケート調査などを行い、運営に反映すること、自己点検評価では本基準と施設独自の点検項目について自己点検評価を行い、翌年の事業計画に改善計画を盛り込み、実践することが定められています。

また、施設と利害関係の持たない複数の外部有識者による評価を5年に一度は受け、評価結果を施設の改善に反映させることが必要とされています。

2 産後ケアプロバイダー認定制度

本機構は、産後ケアプロバイダーを3つの区分に分けており、保有資格等によって区分が異なります。各産後ケアプロバイダーの資格を取得するには、本機構が指定する研修を受講して認定される必要があります。

（1）認定エキスパート産後ケアプロバイダー

①保健師、②助産師、③看護師、あるいは④保育士の資格を持ち、本機構認定資格を有するもの

（2）認定産後ケアプロバイダー

①～④の資格は持たないが、本機構認定資格を有するもの

（3）産後ケアアシスタント

本機構認定、あるいは資格を有せず、認定エキスパートおよび認定産後ケアプロバイダーの指示の下に産後ケア業務を行うもの

【参考文献】

●一般社団法人日本子育て包括支援推進機構「一般社団法人日本子育て包括支援推進機構認定 産後ケア施設基準（2022年12月1日制定）」2023年6月8日
https://kosodate-kikou.com/wpcontent/uploads/2022/12/087af4b129340f18e943e4c4c109d077.pdf

産後の母親と
産後ケアの基礎知識
14

ケア業務・医療における危機管理

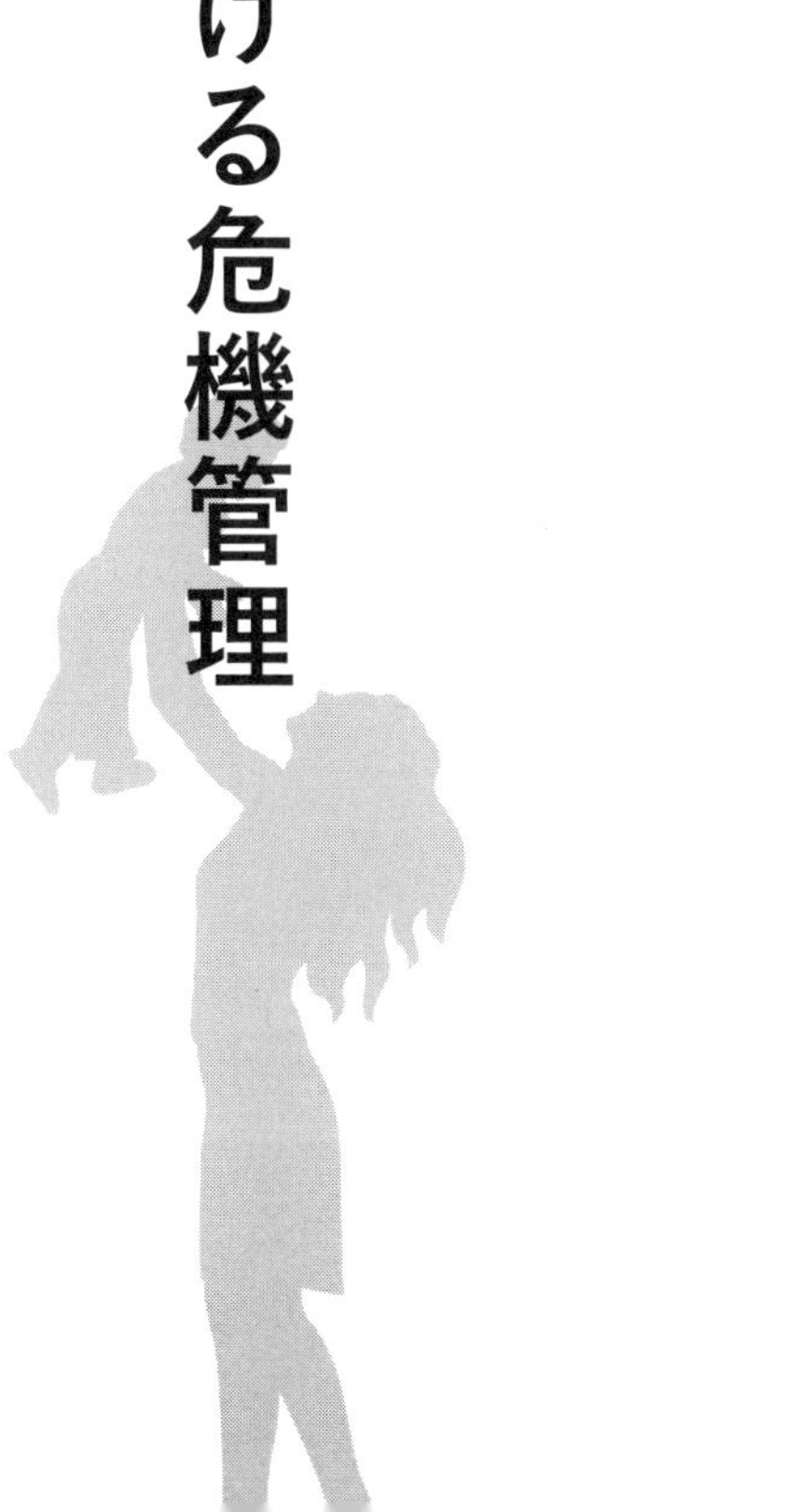

1 災害時における妊産婦と新生児・乳児

災害時の対応では、災害派遣医療チーム（DMAT）、災害時小児周産期リエゾン（災害時に被災地の支援活動において重要な役割を果たす職務）などがあり、外傷や疾患に対してはトリアージで言えば、赤（レッド＝重篤な患者）や黄色（イエロー＝要診療な患者）、緑（グリーン＝健常者）に区別されます。

しかし、妊産婦や赤ちゃんは、仮に元気であっても、高齢者・身体障害者とともに「災害要支援者（災害弱者）」に位置付けられ、保護やケアの優先度が高くなっています。災害中であっても、産後ケア施設は、母児を安心・安全にお預かりする責務があり、インフラ機能の維持には電源の確保が重要です。また、生命維持に最も重要な「水の確保」と「浄水」についても、しっかりと対応すべきと考えます。

図表10 首相官邸のホームページより

首相官邸
Prime Minister's Office of Japan

https://www.kantei.go.jp/jp/headline/bousai/sonae.html

電気やガス、水道などのライフラインが止まった場合に備えて、普段から飲料水や保存の効く食料などを備蓄しておきましょう。

・防災のために特別なものを用意するのではなく、できるだけ、普段の生活の中で利用されている食品等を備えるようにしましょう。
・食料・飲料・生活必需品などの備蓄の例(人数分用意しましょう)
・飲料水　3日分(3L/人/日×3日＝9～10L/人)が目安)
・非常食　3日分の食料として、ご飯(アルファ米など)、ビスケット、板チョコ、乾パンなどトイレットペーパー、ティッシュペーパー・マッチ、ろうそく・カセットコンロ　など
※ 大規模災害発生時には、「1週間分」の備蓄が望ましいとされています。
※ 飲料水とは別に、トイレを流したりするための生活用水も必要です。日頃から、水道水を入れたポリタンクを用意する、お風呂の水をいつも張っておく、などの備えをしておきましょう。

図表11 「災害時非常用電源設備の強化等に係る危険物施設の安全対策のあり方に関する検討会」での報告より

・現在、災害対応として非常用電源設備や危険物である燃料の貯蔵タンク等を有し、その量が一定以上の場合は、消防法上の危険物施設となっている。
・東日本大震災を受け、国土強靭化基本計画(平成26年6月閣議決定)において、非常用電源設備等の確保により事業継続性の確保が求められている。
・緊急時の事業継続と燃料貯蔵や取扱いの実態等について、合理化の必要性等を検討する必要がある。H27年度に消防署等の非常用機材の調査がある。

https://www.fdma.go.jp/singi_kento/kento/kento201.html
https://www.fdma.go.jp/singi_kento/kento/items/kento201_04_shiryo1-3.pdf

首相官邸のホームページには、前頁の図表10・図表11のように記載があります。

また、第1回が2016年7月11日に開催された「災害時非常用電源設備の強化等に係る危険物施設の安全対策のあり方に関する検討会」で報告を見てみると、内閣府は国民に対し、災害時用に最低3日間の飲料水＋食料・医薬品等の確保を求めていることが分かります。

2 災害時における電源確保：消防体制および産後ケア施設

(1) 全国消防関係施設の災害対策調査

2015年12月に全国消防関係施設における「災害時の機能維持」に関する調査が行われました。総務省のホームページに掲載されています。これは、災害時に地域の住民を守り、支援する消防体制の現状を調査したものです。

消防組織は、トップに消防本部があり、その下に指令センター、末端に消防署というピラミッド型になっています。なお、本アンケートの回収率は100％です。その調査結果から、非常時の

図表12 非常用電源の設置状況

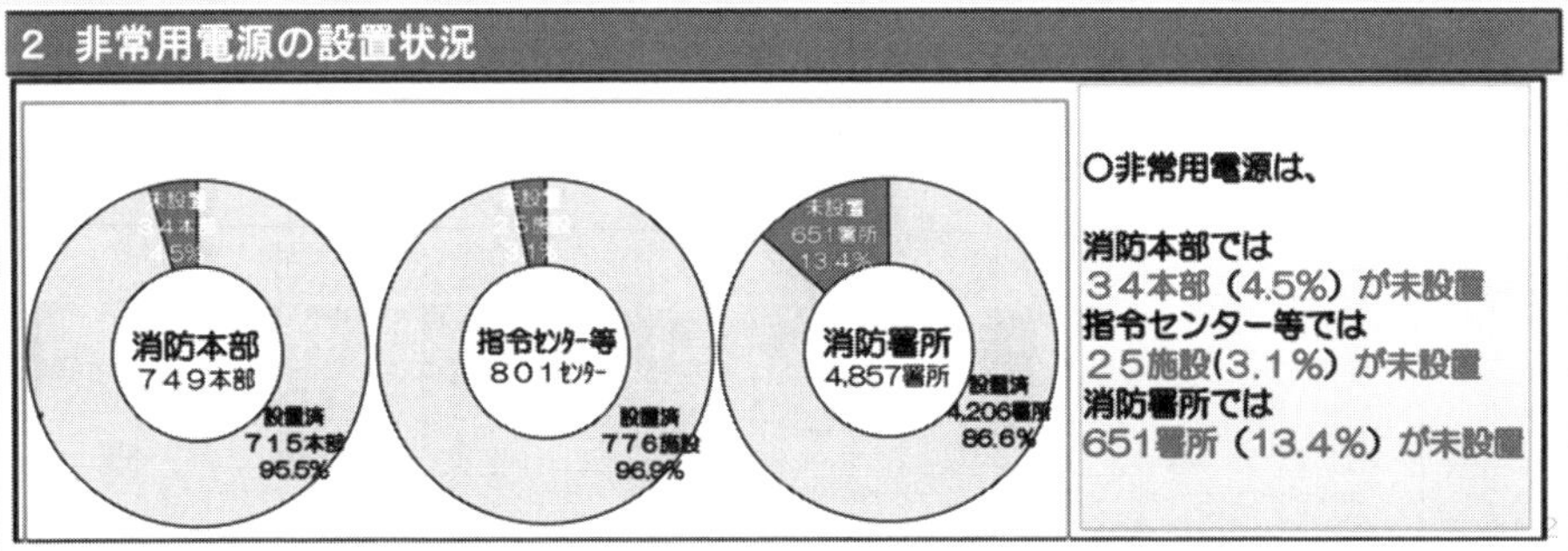

電源確保について考えてみましょう。

非常用電源の設置に関しては、本部・指令センターでは95％に達しており、一般消防署でも87％が設置されています（図表12）。一方、非常用電源の浸水対策では現場の消防署は半数が十分ではなく、浸水による機能低下が懸念されると回答しています。その背景として最近は消防活動が広域化し、救急・防災ヘリポートなど、広い土地確保が求められることで、時に河川付近や低地の場合も多いと思われます。

このように災害時、特に水害では、消防署であっても機能維持に必須の電源確保が難しい現状が伺えます。また、非常用電源の持続時間については、内閣府が求める72時間以上を確保できる消防体制は、本部と指令センターは約27％、消防署23％であり、24時間レベルの施設が約半数を占めるなど、すべてを消防体制に依存するこ

図表13 浸水対策・地震対策

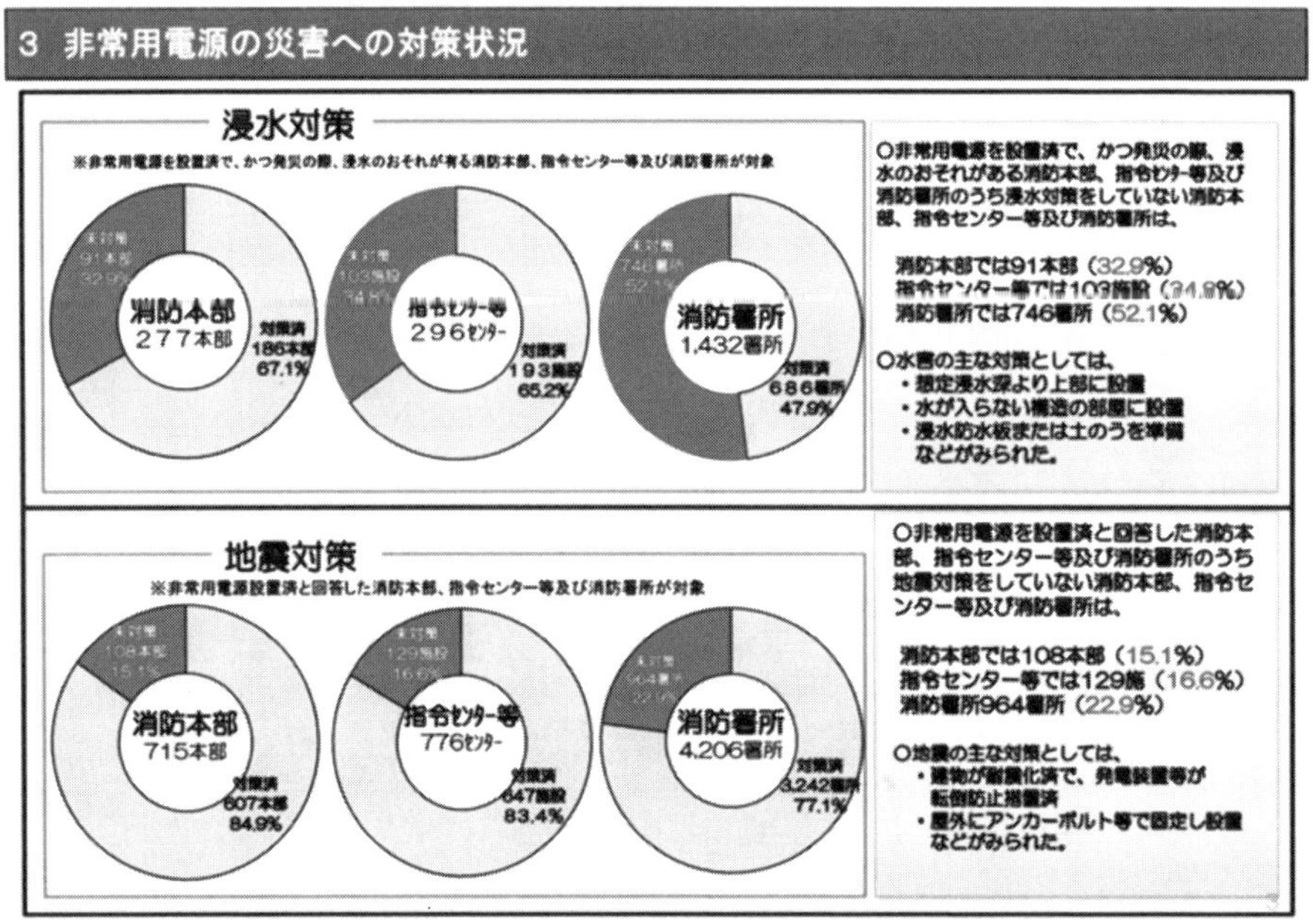

とはやや困難であり、産後ケア施設自らの自助努力を進めることが求められると思われます（図表13・14）。

（2）地域ごとの災害対策

例として、埼玉県は、一級河川があるフラットな土地であることから、水害を想定した対策が取られています。一方、東京都は地下災害が大きく、千葉県は水害・津波、神奈川県は山間部もあることから土砂災害、水害が多いため、地域の災害の特性によって対策を講じることが必要になります。

（3）計画停電

大災害の際には、送電線や発電所の復興に時間がかかるため、大都市を中心に計画停電を行います。東日本大震災の際には、実際に計画停電が実施されました。なお、災害拠点病院は優先的に電力の供給が行われるとされていますが、実際は、頻回な計画停電によって機能低下が発生していたという調査があります。

災害時には電源が長期間途絶する可能性が高く、また供給されたとしても計画停電のような形で途切れてしまうこ

図表14　非常用電源の使用可能時間

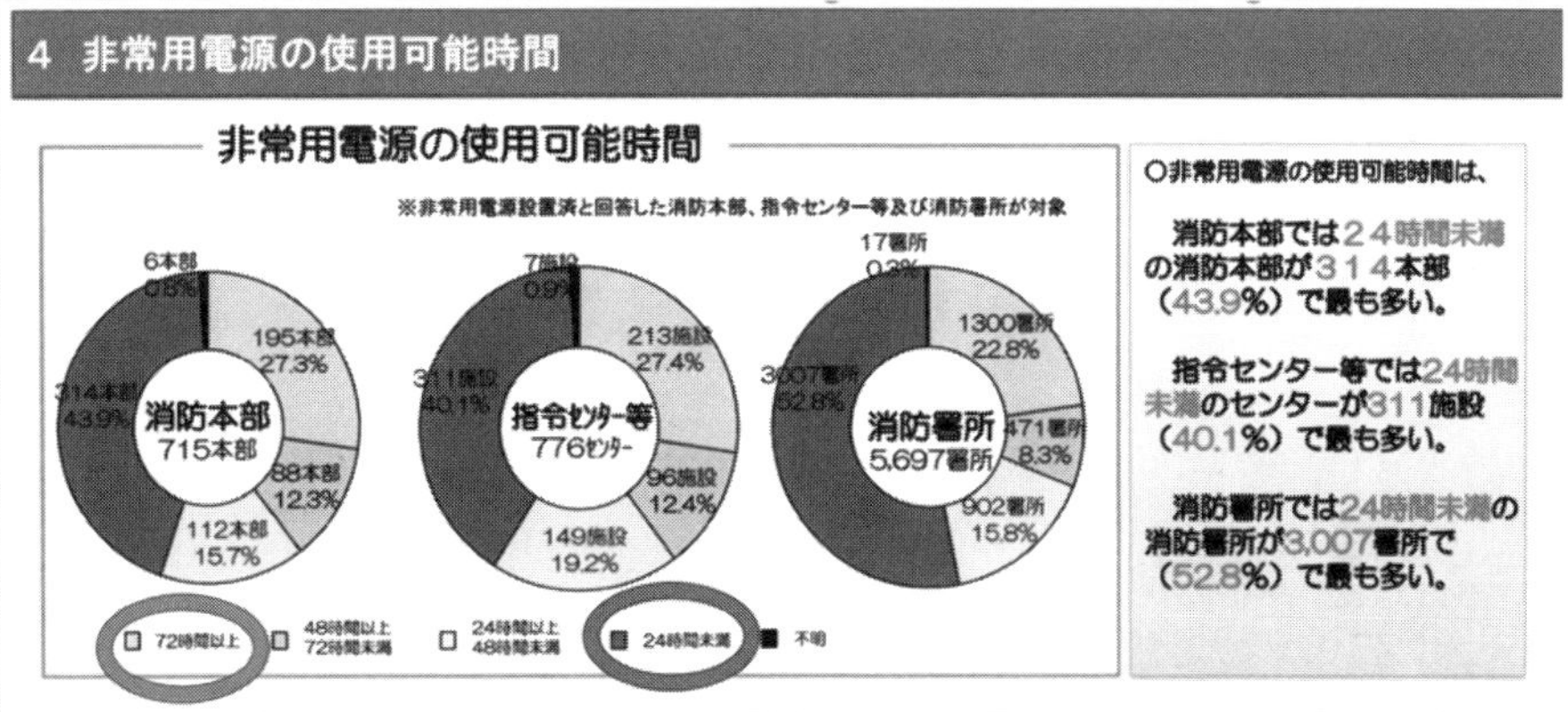

とに留意し、高性能な非常用電源等の確保が必須と言えるでしょう。

産後ケア施設は病院でも公的な施設でもありません。お預かりしている子どもや母親をどのように災害から守るかは、施設ないし個人でしっかりと意識して対策する必要があります。

（4）施設の非常用電源

災害時には電源が長期間途絶する可能性が高く、また供給されたとしても計画停電のような形で途切れてしまうことに留意し、高性能な非常用電源等の確保が必須です。

産後ケア施設は病院でもなく、公的な施設でもありません。しかし、お預かりしている子どもや母親をどのように災害から守るかは、施設ないし個人でしっかりと意識し、対策する必要があります。

災害で停電が起こった場合を想定してみます。私たちは突然の暗闇、かつガラスの破片などで危険が多い中、子どもや母親を守ることが大切です。日本では室内で靴を履く習慣がないので、足にけがをすると、非難する際の障害になります。動けなくなってしまった人につまずいて二次被害が起こる可能性もあります。また、情報機器の使用もできず、食料の保存もできません。最近では、トイレも電源がないと動かないものもありますので、衛生面でも問題です。

そういった場合、非常用電源が有用です。様々な会社から対応ワット数に応じて発売されています。業務用冷蔵庫バッテリー（停電用）を使えば、冷所保存食材やミルクの保存も可能です。

（5）太陽光発電と蓄電池

より安心な対策のためには、太陽光発電や蓄電池を併用することも大変有用で、利用者様に安心・安全を提供する有義があります。太陽光発電と蓄電池を併設することで、停電が長期化しても電力を確保し続けることが可能になります。

災害時には、直後の被害に加えて、余病が悪化したり、新しい病気が発生するという災害を契機とした被害も多く報告されています。特に新生児や母親は災害直後にトリアージが緑であっても、一般成人よりも多くのケアが必要と思われ、長期的な安心を確保するためにも、太陽光発電や蓄電池に投資をすることは重要です。

(6) ＢＣＰ (Business Continuity Plan)

災害時を想定した燃料(石油)の備蓄と配送を専門で行う企業もあります。日本ＢＣＰ株式会社が行っているサービスで、近隣のガソリンスタンドと契約し、石油やガソリン等を備蓄、災害時には優先的に供給するというものがあります。蓄電池や太陽光発電などの設備投資が難しい場合は、検討を推奨します。

3 水の重要性：飲料水および生活用水の確保

災害時は水が大変重要です。２０１９年9月に関東を台風15号が直撃し、千葉県では大規模な被害が発生しました。多くの病院が孤立し、河川の氾濫《はんらん》も多く、停電も広い地域で発生しました。当初、県内の約8万９０００戸が断水し、約20～24万人が、水分補給が困難な状況にありました。

千葉県の森田健作知事は、翌日、台風による断水地域への給水のため、自衛隊に災害派遣を要請しました。陸上自衛隊第一空挺団(習志野)は要請に応じ、佐倉市や東金市など6市町にも給水車両が派遣されました。

このように、災害時において水というのは大変重要な問題です。いくつかの観点から検討します。

（1）脱水症状

人間の体は約70％が水で構成されています。呼吸や排泄、発汗等で1日約2・5ℓの水が失われます。約2％以上の水が体から排出されることを脱水症状と呼びます。

体重50kgの女性を考えます。災害に見舞われましたが、水の供給、備蓄がありません。しかし、避難や片付けをしなければいけません。被災12時間に水分補給をしないまま、体重が1・5kg減少したとします。この時点ですでに2％の水が失われていますので、食欲不振や疲労感、精神的苛立《いらだ》ちといった脱水症状が起こります。

その後、飲水を500mℓ補給し、睡眠を6時間とったとしても、1日に必要な水分量には足りていませんので、起床時には体重が2・5kg減っていたとします。この場合、5％の水が失われていますので、呼吸困難や言語不明瞭などの重篤な脱水症状が現れるでしょう。

睡眠や飲水を一時的に行ったとしても、右記のように水分が足りていない場合、隠れた脱水が進行します。水分は人間にとって必須です。

（2）身近な水源

3人家族の場合、14日分なら約126ℓの水が必要です。身近な水源としては、次のものが挙げられます。

・古い井戸水
・お風呂の水

・貯留水（雨水）
・プールの水
・公園の池

しかし、微粒子・細菌・ウイルス・化学物質のリスクがあり、そのままでは飲むことができません。水の確保には、確保のみではなく、「飲むことのできる水」をいかにして確保するかが重要です。

（3）浄水システム

飲むことができる水を確保するためには、「浄水」という過程が必要です。利用者の安全の確保のためにも、市販されている「非常用浄水器」を導入することが望まれます。

産後の母親と
産後ケアの基礎知識
15

医療施設との連携

1 医療施設との連携

これまで述べてきたような、リスク・危機管理の概念を踏まえ、産後ケアプロバイダーとして、医療施設との連携について見てみましょう。

「産前・産後サポート事業ガイドライン 産後ケア事業ガイドライン」は、「どの市町村に住んでいても」、「医療・保健・教育・福祉などが連携して子どもたちの健やかな生育を切れ目なく、社会全体で支える環境の整備」がなされるよう、「実施主体」たる市町村は、「母子とその家族に対する支援を一体的に実施する」ことを努力義務として課しています。

その際、本ガイドラインは、市町村が「8 留意すべき点」として、次のように定めています（波線編集部）。

4 利用者の症状の急変等に緊急時に受け入れてもらう協力医療機関や保健医療面での助言が随時受けられ

るよう相談できる医師をあらかじめ選定する。また、利用者の症状の急変等に備えて、対応マニュアルの整備、定期的な研修を行うことが望ましい。

5 事業の円滑な実施を図るため、関係団体等の協力を得て、保健・医療機関との連携体制を十分に整備すること。必要に応じて定期的な連携会議を開催するなどの工夫をすることが望ましい。

6 事業実施に当たり、事故時の報告・連絡・相談のルート、災害時の対応等、必要な事項をあらかじめ取り決めておく。

※4～6については、委託先のみに任せるのではなく、市町村も対応することが望ましい（図表15）。

また、『母子保健法の一部を改正する法律』の施行について」と題する厚生労働省通知は、「2 産後ケア事業の実施基準」として、特に次のように謳っています。

ウ 緊急時の対応等を含め、出産後1年を経過しない女子及び乳児の状況に応じた適切な産後ケアを行うことができる

図表15 地域で生活する全ての人

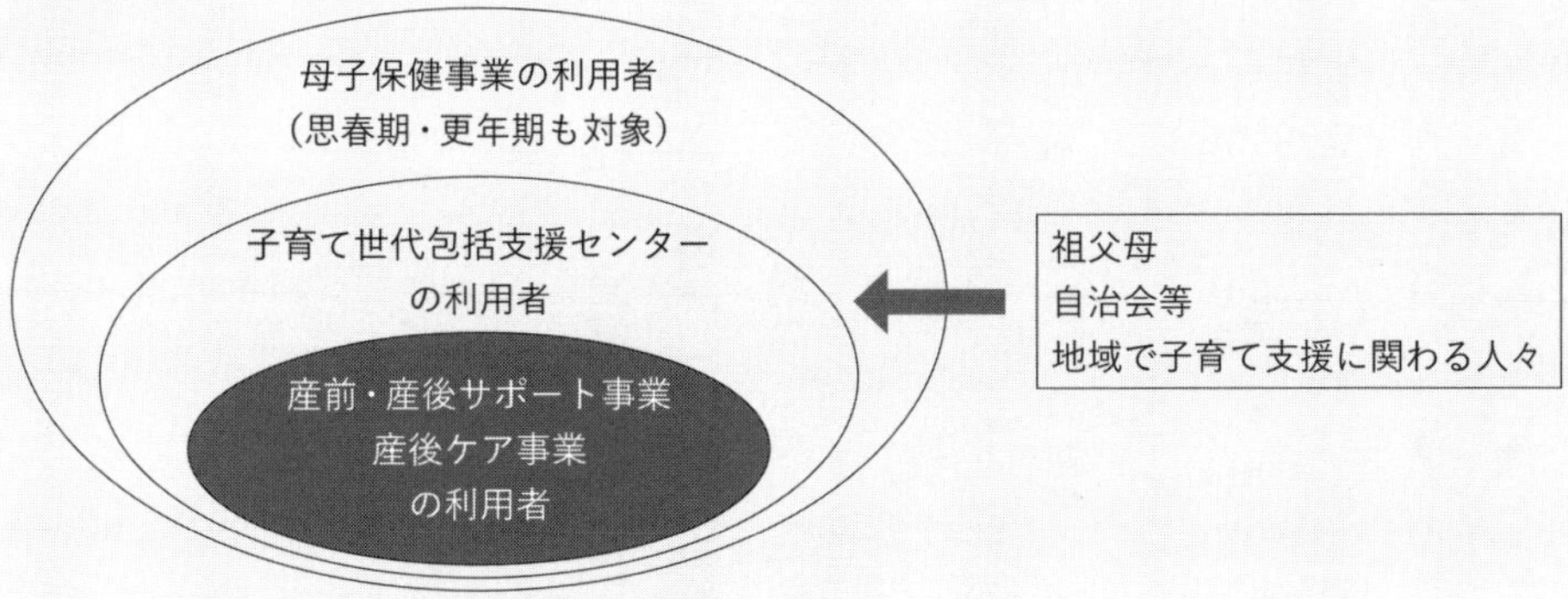

【出典】2020年8月「産後ケア事業ガイドライン」より抜粋

よう、医療機関との連携体制を確保すること。

2 リスク顕現化に備える

これを『リスク管理』の二面性」に沿って考えてみましょう。

まず、本ガイドラインは、①「利用者の症状の急変等の緊急時」、②「事故時」及び③「災害時」を産後ケア事業実施の際のリスクとして捉えています。

その上で、リスク顕現化に備える「予防的・事前対応」策として、あらかじめ、①協力医療機関や相談できる医師の選定、②保健・医療機関との連携体制整備、③同連携会議の定期開催、④必要事項（事故時の報告・連絡・相談ルート、災害時の対応等）の決定、⑤対応マニュアル整備、⑥同マニュアル実践のための定期研修を求めています。

他方、現実にリスクが顕現化した場合の「発生時・事後対応」策としては、①保健医療面での助言を随時受ける、②症状急変等の利用者を協力医療機関に受け入れてもらう、③マニュアルに沿った事故時の報告・連絡・相談、災害時対応を行うと求めています。

なお、本ガイドラインは、「9 実施者に対する研修」として、「本事業に携わる専門職（助産師、保健師、看護師、管理栄養士、保育士等）、非専門職（母子に係る地域の人材、母子に係る活動を行い、市町村が適当と認めたＮＰＯ法人等）それぞれに、研修を行う必要がある。」とした上で、「本事業の実施に当たり最も重要なことは、身体的・心理的にストレスを抱えている利用者に寄り添い、支援することである。事業に携わる者は、事業の趣旨、内容を理解するとともに、利用者に寄り添い、支援することについての理論と技術を習得する必要がある。また、研修を修了し実施担当者となった後も、現任研修として定期的に学ぶことが望ましい」と、継続的研修を求めている点に留意したいものです。

産後ケア施設の現状

第4章

全国産後ケア施設（宿泊型）一覧リスト

産後ケア施設の現状

厚生労働省が2020年に提示した「産後ケア事業ガイドライン」に基づいて、全国の自治体で、産後ケア施設の整備を始めています。

産後ケア事業の実施方法は、宿泊型、アウトリーチ型、デイサービス型の3種類がありますが、宿泊型に焦点をあて、全国の市町村別の実施施設数の状況を調査しました。

調査方法は2023年8月～10月の期間に、各市町村のホームページに掲載されている施設を対象にしました。

全国の都道府県別に、さらに市区町村のホームページを調べてリストにしました。

リストに載っていない市区町村は、ホームページに産後ケア施設の情報が掲載されていない場合、または施設情報はあるが、宿泊型以外の、アウトリーチ型、またはデイサービス型のみの実施の自治体、未だ計画中で産後ケア事業が実施されてない自治体等です。

実際の実施内容については、各施設によって様々なため、利用にあたっては自治体や施設にお問合せすることになります。

各自治体のホームページを検索したときに、『産後ケア事業』のページの表示がすぐに検索できること、また実施施設まで表示されることが、自治体の産後ケア事業への取り組み度合いの深さを推測できます。これは産後ケア施設の利用希望者にとっても、ホームページで分かりやすく詳細な情報が得られることにもつながります。

今回の調査は、産後の両親と赤ちゃんとの大切な出会いの時期に、助産師をはじめとする出産や育児の専門家による丁寧なケアがより有効にできる宿泊型の産後ケア施設に焦点を当てました。

<注釈>
・掲載した施設名は、自治体または各施設のホームページに記載されたものです。
・(※HP施設名記載なし)…各自治体のホームページに、宿泊型の委託契約を行っていることは記載されているが、施設名の記載がないものです。
・施設名が当該の自治体に記載されていないが、他の自治体に記載されている場合もあります。基本的に各自治体のホームページに記載に基づいているためです。

産後ケア施設は、各自治体との委託契約で行っていますが、市町村や県をまたいでの利用ができるケースもあります。これは地理的要因なども含まれるようです。また、自治体間の連携や文化背景なども考えられます。

今後、全国で産後ケア事業の整備が進み、産後の親子や家族が利用しやすい産後ケア施設の充実が望まれるところです。

全国（都道府県別）宿泊型；産後ケア施設数一覧

地域	都道府県コード	都道府県	施設数（宿泊型）	市区町村数
北海道	01	北海道	30	179
東北	02	青森県	2	40
	03	岩手県	1	33
	04	宮城県	17	35
	05	秋田県	10	25
	06	山形県	15	35
	07	福島県	19	59
関東	08	茨城県	33	44
	09	栃木県	29	25
	10	群馬県	20	35
	11	埼玉県	50	63
	12	千葉県	64	54
	13	東京都	82	62
	14	神奈川県	60	33
中部	15	新潟県	23	30
	16	富山県	7	15
	17	石川県	12	19
	18	福井県	9	17
	19	山梨県	3	27
	20	長野県	54	77
	21	岐阜県	28	42
	22	静岡県	56	35
	23	愛知県	94	54

※都道府県別、市町村別でHPを検索してHPに記載されている施設数をカウント（2023年11月現在）

地域	都道府県コード	都道府県	施設数（宿泊型）	市区町村数
近畿	24	三重県	35	29
	25	滋賀県	15	19
	26	京都府	43	26
	27	大阪府	99	43
	28	兵庫県	71	41
	29	奈良県	20	39
	30	和歌山県	24	30
中国	31	鳥取県	16	19
	32	島根県	3	19
	33	岡山県	29	27
	34	広島県	25	23
	35	山口県	16	19
四国	36	徳島県	6	24
	37	香川県	8	17
	38	愛媛県	25	20
	39	高知県	4	34
九州	40	福岡県	71	60
	41	佐賀県	6	20
	42	長崎県	25	21
	43	熊本県	30	45
	44	大分県	25	18
	45	宮崎県	14	26
	46	鹿児島県	23	43
沖縄	47	沖縄県	17	41
			1368	1741

全国産後ケア施設（宿泊型）一覧リスト

北海道
（都道府県コード01）

札幌市	さんさん助産院
	つるべ助産院
	あいの里助産院
	さくら助産院
	助産院エクボ
	助産院Hugねっと（江別市）
函館市	市立函館病院
	函館五稜郭病院
	函館中央病院
旭川市	東光マタニティクリニック
	旭川厚生病院
	助産院あゆる
	市立旭川病院
	旭川赤十字病院
釧路市	市立釧路総合病院　産科病棟
北見市	中村記念愛成病院
	北見赤十字病院
網走市	網走厚生病院
	北見赤十字病院（北見市）
稚内市	市立稚内病院
江別市	助産院Hugねっと
	あいの里助産院（札幌市）
	さくら助産院（札幌市）
	助産院エクボ（札幌市）
砂川市	砂川市立病院　※HP記載なし
富良野市	富良野協会病院

北海道
（都道府県コード01）

恵庭市	さんさん助産院（札幌市）
	つるべ助産院（札幌市）
石狩市	エナレディースクリニック
鹿部町	えんどう桔梗マタニティクリニック（函館市）
	こじま産婦人科（函館市）
今金町	えんどう桔梗マタニティクリニック（函館市）
	こじま産婦人科（函館市）
浦臼町	砂川市立病院（砂川市）
上富良野町	富良野協会病院
釧路町	助産院マタニティアイ（釧路町）
厚岸町	助産院マタニティアイ（釧路町）
	ママケアハウス　イコロ助産院（釧路市）
標茶町	えんどう桔梗マタニティクリニック（函館市）
	こじま産婦人科（函館市）
弟子屈町	町立中標津病院（中標津町）
別海町	町立別海病院
中標津町	町立中標津病院
	るここ　小川産助所

青森県
（都道府県コード02）

八戸市	苫米地レディースクリニック
平内町	ハローベビー助産院（青森市）

岩手県
（都道府県コード03）

奥州市	奥州市総合水沢病院

宮城県
（都道府県コード04）

仙台市	東北公済病院
	セイントマザークリニック

宮城県
（都道府県コード04）

仙台市	国立病院機構仙台医療センター
	T'sレディースクリニック
	仙台赤十字病院
	佐々木悦子産科婦人科クリニック
	坂総合病院（塩釜市）
	桂高森S・Sレディースクリニック
	森のおひさま助産院
	ママん家
	とも子助産院
	こんの助産院
塩竈市	坂総合病院
白石市	スズキ記念病院（岩沼市）
多賀城市	坂総合病院（塩竈市）
	とも子助産院（仙台市）
	森のおひさま助産院（仙台市）
岩沼市	スズキ記念病院
登米市	大崎市民病院（大崎市）
	わんや産婦人科（大崎市）
	関井レディース クリニック（大崎市）
	ははこっこ助産院（大崎市）
栗原市	大崎市民病院（大崎市）
	わんや産婦人科（大崎市）
	関井レディース クリニック（大崎市）
大崎市	大崎市民病院
	わんや産婦人科
	関井レディース クリニック
	ははこっこ助産院
富谷市	とも子助産院（仙台市）
	こんの助産院（仙台市）

秋田県
（都道府県コード05）

秋田市	並木クリニック
能代市	能代厚生医療センター
横手市	市立横手病院
	平鹿総合病院（湯沢市）
湯沢市	池田産婦人科クリニック
	雄勝中央病院
	平鹿総合病院
由利本荘市	由利組合総合病院
	佐々木産婦人科医院
	中通総合病院
にかほ市	由利組合総合病院
	日本海総合病院（山形県酒田市）

山形県
（都道府県コード06）

山形市	山形済生病院
	横山病院
	羽根田産婦人科クリニック
	すまいるレディースクリニック（寒河江市）
鶴岡市	三井病院
米沢市	さくらクリニック
	産科婦人科　島貫医院
	米沢市立病院
酒田市	いちごレディースクリニック
	日本海総合病院
寒河江市	国井クリニック
	すまいるレディースクリニック
上山市	横山病院
	羽根田産婦人科クリニック
	山形済生病院（山形市）

山形県
（都道府県コード06）

天童市	さとうウィメンズクリニック
	山形済生病院（山形市）
	横山病院（山形市）
	国井クリニック（寒河江市）
	すまいるレディースクリニック（寒河江市）
東根市	菅クリニック
	国井クリニック（寒河江市）
中山町	国井クリニック（寒河江市）
	すまいるレディースクリニック（寒河江市）
河北町	国井クリニック（寒河江市）
	すまいるレディースクリニック（寒河江市）
朝日町	国井クリニック（寒河江市）
	すまいるレディースクリニック（寒河江市）
白鷹町	横山病院（山形市）
	国井クリニック（寒河江市）
	さくらクリニック（米沢市）
三川町	三井病院（鶴岡市）
庄内町	いちごレディースクリニック（酒田市）
	日本海総合病院（酒田市）
遊佐町	いちごレディースクリニック（酒田市）
	日本海総合病院（酒田市）

福島県
（都道府県コード07）

福島市	明治病院
	福島赤十字病院
	いちかわクリニック
	大原綜合病院
	本田クリニック産婦人科
	会津助産師の家おひさま（猪苗代町）

福島県
（都道府県コード07）

福島市	かしわ助産院（西郷村）
	すかがわ助産院きずな（須賀川市）
会津若松市	会津中央病院
	会津助産師の家おひさま（猪苗代町）
	すかがわ助産院きずな（須賀川市）
	かしわ助産院（西郷村）
郡山市	寿泉堂綜合病院
	星総合病院
	古川産婦人科
	トータルヘルスクリニック
	岡崎バースクリニック
	たなかレディースクリニック
いわき市	Commune with 助産師
白河市	会津助産師の家おひさま（猪苗代町）
	かしわ助産院（西郷村）
	すかがわ助産院きずな（須賀川市）
	中嶋助産院（南会津町）
須賀川市	公立岩瀬病院
	すかがわ助産院きずな
	会津助産師の家おひさま（猪苗代町）
	かしわ助産院（西郷村）
喜多方市	すかがわ助産院きずな（須賀川市）
	会津助産師の家おひさま（猪苗代町）
	かしわ助産院（西郷村）
相馬市	南相馬市立総合病院（南相馬市）
二本松市	トータルヘルスクリニック（郡山市）
	星総合病院（郡山市）
	明治病院（福島市）
	福島赤十字病院（福島市）

福島県
（都道府県コード07）

二本松市	いちかわクリニック（福島市）
田村市	星総合病院（郡山市）
	寿泉堂綜合病院（郡山市）
	すかがわ助産院きずな（須賀川市）
	会津助産師の家おひさま（猪苗代町）
南相馬市	南相馬市立総合病院
	すかがわ助産院きずな（須賀川市）
	会津助産師の家おひさま（猪苗代町）
国見町	すかがわ助産院きずな（須賀川市）
	会津助産師の家おひさま（猪苗代町）
	中嶋助産院（南会津町）
	かしわ助産院（西郷村）
鏡石町	寿泉堂綜合病院（郡山市）
	トータルヘルスクリニック（郡山市）
	岡崎バースクリニック（郡山市）
	公立岩瀬病院（須賀川市）
天栄村	岡崎バースクリニック（郡山市）
	トータルヘルスクリニック（郡山市）
	古川産婦人科（郡山市）
	公立岩瀬病院（須賀川市）
	すかがわ助産院きずな（須賀川市）
	会津助産師の家おひさま（猪苗代町）
	かしわ助産院（西郷村）
下郷町	すかがわ助産院きずな（須賀川市）
	会津助産師の家おひさま（猪苗代町）
	かしわ助産院（西郷村）
南会津町	中嶋助産院
	会津助産師の家おひさま（猪苗代町）
	かしわ助産院（西郷村）

福島県
（都道府県コード07）

猪苗代町	会津助産師の家おひさま
会津美里町	会津中央病院（会津若松市）
	すかがわ助産院きずな（須賀川市）
	会津助産師の家おひさま（猪苗代町）
	かしわ助産院（西郷村）
西郷村	かしわ助産院
	すかがわ助産院きずな（須賀川市）
	会津助産師の家おひさま（猪苗代町）
棚倉町	すかがわ助産院きずな（須賀川市）
	会津助産師の家おひさま（猪苗代町）
	かしわ助産院（西郷村）
	中嶋助産院（南会津町）
	岩佐医院（茨城県大子町）
石川町	公立岩瀬病院（須賀川市）
	すかがわ助産院きずな（須賀川市）
	中嶋助産院（南会津町）
	会津助産師の家おひさま（猪苗代町）
	かしわ助産院（西郷村）
浅川町	すかがわ助産院きずな（須賀川市）
	会津助産師の家おひさま（猪苗代町）
	かしわ助産院（西郷村）
三春町	岡崎バースクリニック（郡山市）
	寿泉堂綜合病院（郡山市）
	トータルヘルスクリニック（郡山市）
	古川産婦人科（郡山市）
	星総合病院（郡山市）
小野町	岡崎バースクリニック（郡山市）
	寿泉堂綜合病院（郡山市）
	トータルヘルスクリニック（郡山市）

福島県
（都道府県コード07）

小野町	古川産婦人科（郡山市）
	星総合病院（郡山市）
富岡町	Commune with 助産師（いわき市）
	会津助産師の家おひさま（猪苗代町）
	かしわ助産院（西郷村）
大熊町	すかがわ助産院きずな（須賀川市）
	中嶋助産院（南会津町）
	会津助産師の家おひさま（猪苗代町）
	かしわ助産院（西郷村）
双葉町	すかがわ助産院きずな（須賀川市）
	会津助産師の家おひさま（猪苗代町）
	かしわ助産院（西郷村）

茨城県
（都道府県コード08）

水戸市	山縣産婦人科
	植野産婦人科医院
	水戸赤十字病院
	石渡産婦人科病院
	医療法人 青木医院
日立市	日立総合病院
土浦市	独立行政法人 国立病院機構 霞ヶ浦医療センター
古河市	医療法人 慈愛会 秋葉産婦人科
結城市	池羽レディースクリニック
龍ヶ崎市	龍ケ崎済生会病院
高萩市	茨城県厚生連 県北医療センター高萩協同病院
笠間市	医療法人慈永会 根本産婦人科医院
取手市	茨城県厚生連 JAとりで総合医療センター
	医療法人社団 寿幸会 かんの産婦人科クリニック
牛久市	つくばセントラル病院

茨城県
（都道府県コード08）

牛久市	Ate-Lu（助産院）
つくば市	医療法人社団 清虹会 なないろもあパースクリニック
	一般財団法人 筑波麗仁会 筑波学園病院
ひたちなか市	加瀬病院
	医療法人すこやか ひたちなか母と子の病院
	はやかわクリニック
鹿嶋市	医療法人社団 善仁会 小山記念病院
	葉山産婦人科
守谷市	守谷助産院
	社会医療法人社団 光仁会 総合守谷第一病院
	お産の森いのちのもり産婦人科 篠崎医院
筑西市	遠藤産婦人科医院
	医療法人 賛生会 小松崎産婦人科
	医療法人 慈聖会 平間産婦人科医院
神栖市	社会福祉法人 白十字会 白十字総合病院
つくばみらい市	助産院ベビーヘルシー美蕾
東海村	とべ助産院
境町	茨城県厚生連 茨城西南医療センター病院

栃木県
（都道府県コード09）

宇都宮市	社会福祉法人 恩賜財団 済生会宇都宮病院
	こいけレディースクリニック
	医療法人社団 慈生会 ちかざわLadies'クリニック
	医療法人アップル アルテミス宇都宮クリニック
	高橋レディスクリニック
	中田ウィメンズ&キッズクリニック
足利市	浅岡産婦人科
	足利赤十字病院

栃木県
（都道府県コード09）

栃木市	医療法人 友仁会 おおひらレディスクリニック
鹿沼市	医療法人天貴会 大野医院
小山市	ことり助産院
	やまなかレディースクリニック
	新小山市民病院
	女性と子供の家「月のゆりかご」
	樹レディースクリニック
真岡市	芳賀赤十字病院
大田原市	那須赤十字病院
	那須赤十字病院バースセンター
	こうのとり助産院
矢板市	医療法人アップル きうち産婦人科医院
那須塩原市	国際医療福祉大学病院
	社会医療法人 博愛会 菅間記念病院
	きらり助産院
	助産所ままと赤ちゃんの家
さくら市	医療法人帯経会 さくら産後院
下野市	まざぁーずへいぶん佐藤助産院
壬生町	獨協医科大学病院
	獨協医科大学病院バースセンター
	CLARA CLINIC

群馬県
（都道府県コード10）

前橋市	小沢医院
	マザーズクリニックTAMARU
	医療法人 愛弘会 横田マタニティーホスピタル YOKOTA MOM CARE
	群馬県助産師会（すずの音助産院）
	群馬中央医療生活協同組合 前橋協立病院

群馬県
（都道府県コード10）

高崎市	セントラルレディースクリニック
	産科婦人科舘出張 佐藤病院
桐生市	医療法人 山育会 たかのす診療所
	桐生厚生総合病院
	社会福祉法人 紫苑会 桐育乳児園
伊勢崎市	医療法人 あかつき あかつきウィメンズクリニック
	フクイ産婦人科クリニック
太田市	なないろこどもクリニック
沼田市	利根保健生活協同組合 利根中央病院
館林市	邑楽館林医療事務組合 公立館林厚生病院
	医療法人社団 真中医院
渋川市	群馬県立小児医療センター
藤岡市	多野藤岡医療事務市町村組合 公立藤岡総合病院
みどり市	岩宿クリニック
長野原町	西吾妻福祉病院

埼玉県
（都道府県コード11）

さいたま市	木野産婦人科医院
	宇井レディスクリニック
	飯島医院
	加藤クリニック
	ローズマタニティクリニック
	丸山記念総合病院
	かしわざき産婦人科
	島田医院
	石川病院
	さいたま助産院
	陽だまり助産院
	助産院Lanka

埼玉県
（都道府県コード11）

川越市	愛和病院
	松永助産院
	パタニティ・マタニティハウス
熊谷市	さめじまボンディングクリニック
	平田クリニック
	中島助産院
川口市	埼玉協同病院
	はとがや助産所
	こんどう助産院
	スワンレディースクリニック（東京都北区）
秩父市	岩田産婦人科医院
所沢市	独立行政法人国立病院機構 西埼玉中央病院
	松田母子クリニック
	助産院もりあね
加須市	スピカレディースクリニック
春日部市	春日部市立医療センター
	助産院母魂
鴻巣市	はやしだ産婦人科医院
深谷市	菊地病院
	桜ヶ丘病院
	深谷赤十字病院
上尾市	ナラヤマレディスクリニック
	上尾中央総合病院産科サイト
草加市	荒木記念東京リバーサイド病院（東京都）
	綾瀬産婦人科併設綾瀬産後ケア（東京都）
越谷市	越谷市立病院
	あごら助産院
	息吹助産院
	瀧田助産院

埼玉県
（都道府県コード11）

越谷市	牧岡マタニティハウス
戸田市	戸田中央産院
	助産院未来
朝霞市	たかせ助産院
和光市	わこう産前・産後ケアセンター
	練馬光が丘病院（東京都練馬区）
八潮市	綾瀬産婦人科併設綾瀬産後ケア（東京都）
	横川レディースクリニック（東京都）
三郷市	高橋レディースクリニック
	永井マザーズホスピタル
	千葉西総合病院（千葉県松戸市）
蓮田市	成田レディスクリニック
幸手市	ワイズレディスクリニック
吉川市	大久保クリニック
白岡市	山王クリニック
松伏町	母乳外来みなみ助産院

千葉県
（都道府県コード12）

千葉市	独立行政法人国立病院機構 千葉医療センター
	医療法人社団 誠馨会 千葉メディカルセンター
	医療法人社団マザー・キーなのはなクリニック 産後ケアセンターなのはなフィフティーン
	NPO法人お産子育て向上委員会 若草助産院
	小野寺産婦人科
	医療法人社団 花也会 Wクリニックフォーマザーズ幕張
	医療法人社団 ことら会 稲毛とらのこ産婦人科
	稲毛バースクリニック
	医療法人社団 温和会 たて産婦人科

千葉県
（都道府県コード12）

千葉市	医療法人社団 志栄会 都賀レディースクリニック
	千葉市立海浜病院
市川市	東京歯科大学 市川総合病院
	医療法人社団 マザー・キー ファミール産院いちかわ
船橋市	愛育レディースクリニック
	共立習志野台病院
	船橋市立医療センター
	船橋二和病院
	山口病院
	医療法人白報会グループ運営 産後ケアセンター
館山市	医療法人社団 マザー・キー ファミール産院たてやま
	清川医院
木更津市	医療法人社団 吉祥会 加藤病院
	駒医院
	医療法人社団 重城産婦人科小児科
	医療法人社団 志仁会 薬丸病院
松戸市	医療法人 徳州会 千葉西総合病院 産婦人科病棟
野田市	キッコーマン総合病院
茂原市	医療法人 三恵会 育生医院
	作永産婦人科
成田市	ウイング土屋レディースクリニック
	岩沢クリニック
佐倉市	長岡産婦人科クリニック
	ジュネス長岡
東金市	東千葉メディカルセンター
旭市	地方独立行政法人 総合病院 国保旭中央病院

千葉県
（都道府県コード12）

習志野市	医療法人社団 マザー・キー ファミール産院つだぬま
柏市	医療法人社団 満葉会 くぼのやウィメンズホスピタル
市原市	飯島マザーズクリニック
	五井レディースクリニック
	帝京大学ちば総合医療センター
	宗田マタニティクリニック
	有秋台医院
	瑞生助産院
流山市	千葉愛友会記念病院
	東京勤労者医療会 東葛病院
	おおたかの森助産院
八千代市	八千代マタニティーセンター 武田助産院
	前田産婦人科
	丸山助産院
我孫子市	あびこ助産院
鎌ヶ谷市	鎌ヶ谷バースクリニック
君津市	医療法人社団 マザー・キー ファミール産院きみつ
	キミツナカノ助産院
浦安市	東京ベイ・浦安市川医療センター
	順天堂大学医学部附属浦安病院
	おおしおウィメンズクリニック
四街道市	そうクリニック
印西市	医療法人社団 愛弘会 みらいウィメンズクリニック
	みらい助産院
南房総市	助産院ねむねむ
匝瑳市	増田産婦人科
	ひまわり助産院

千葉県
（都道府県コード12）

山武市	地方独立行政法人 さんむ医療センター
栄町	berth&healing天使が舞いおりる家 助産院ゆい

東京都
（都道府県コード13）

千代田区	浜田病院
	東都文京病院（文京区）
	八千代助産院おとわバース（文京区）
中央区	聖路加助産院マタニティケアホーム
	東峯サライ / 東峯婦人クリニック（江東区）
港区	東京都済生会中央病院
	虎の門病院
	愛育病院
	山王病院
	東都文京病院（文京区）
	聖路加助産院マタニティケアホーム（中央区）
	日本赤十字社医療センター（渋谷区）
新宿区	聖母病院
	国立国際医療研究センター病院
	八千代助産院（文京区）
文京区	東都文京病院
	八千代助産院おとわバース
	浜田病院（千代田区）
台東区	永寿総合病院
	吉田産婦人科
	八千代助産院（文京区）
	東都文京病院（文京区）
	浜田病院（千代田区）
	賛育会病院（墨田区）
	中林病院（墨田区）

東京都
（都道府県コード13）

台東区	同愛記念病院（墨田区）
	スワンレディースクリニック（北区）
	東京リバーサイド病院（荒川区）
	たんぽぽ助産院（荒川区）
	綾瀬産婦人科併設 綾瀬産後ケア（葛飾区）
墨田区	同愛記念病院
	賛育会病院
	中林病院
	産前産後ケアセンター 東峯サライ（江東区）
	綾瀬産婦人科外来併設 綾瀬産後ケア（葛飾区）
	東京かつしか赤十字母子医療センター（葛飾区）
	荒木記念東京リバーサイド病院（荒川区）
江東区	昭和大学江東豊洲病院
	五の橋産婦人科
	東峯婦人クリニック/東峯サライ
	すこやか助産院
	中林病院（墨田区）
	賛育会病院（墨田区）
	まつしま病院（江戸川区）
	綾瀬産後ケア（葛飾区）
	東京かつしか赤十字母子医療センター（葛飾区）
品川区	NTT東日本関東病院
	昭和大学病院
	東京品川病院
	聖路加助産院マタニティケアホーム（中央区）
目黒区	総合病院厚生中央病院
	育良クリニック
	愛育産後ケア子育てステーション（港区）
大田区	牧田総合病院

東京都
（都道府県コード13）

大田区	前村医院
	大森赤十字病院
	東邦大学医療センター大森病院
	瀬尾医院
	荏原病院
	とわ助産院（横浜市）
	森重助産院（川崎市）
	さくらバース（川崎市）
世田谷区	世田谷区立産後ケアセンター
	至誠会第二病院
渋谷区	東京都共済会中央病院（港区）
	綾瀬産後ケア（葛飾区）
	松が丘助産院（中野区）
	ファン助産院（杉並区）
	東都文京病院（文京区）
	スワンレディースクリニック（北区）
中野区	松が丘助産院
	しらさぎふれあい助産院
	東京警察病院
	済生会中央病院（港区）
	聖母病院（新宿区）
	八千代助産院（文京区）
	ファン助産院（杉並区）
	赤川クリニック（杉並区）
	河北総合病院 マタニティレディーススクエア（杉並区）
	スワンレディースクリニック（北区）
	順天堂大学医学部附属練馬病院（練馬区）
	桜台マタニティクリニック（練馬区）
	練馬光が丘病院（練馬区）

東京都
（都道府県コード13）

杉並区	赤川クリニック
	ファン助産院
	河北総合病院
	立正佼成会附属 佼成病院
	松が丘助産院（中野区）
豊島区	綾瀬産婦人科併設 綾瀬産後ケア（葛飾区）
	松が丘病院（中野区）
	八千代助産院おとわバース（文京区）
	スワンレディースクリニック（北区）
	練馬光が丘病院（練馬区）
	聖母病院（新宿区）
	東京都立豊島病院（板橋区）
北区	東京北医療センター
	スワンレディースクリニック
	東京リバーサイド病院（荒川区）
	あらかわレディースクリニック（荒川区）
	綾瀬産婦人科併設 綾瀬産後ケア（葛飾区）
	東京都立豊島病院（板橋区）
荒川区	東京リバーサイド病院
	たんぽぽ助産院
	あらかわレディースクリニック
	永寿総合病院（台東区）
	綾瀬産婦人科・綾瀬産後ケア（葛飾区）
板橋区	板橋区医師会病院
	東京都済生会中央病院（港区）
	東都文京病院（文京区）
	スワンレディースクリニック（北区）
	東京リバーサイド病院（荒川区）
	桜台マタニティクリニック（練馬区）

東京都
（都道府県コード13）

板橋区	順天堂大学医学部附属練馬病院（練馬区）
	綾瀬産婦人科併設 綾瀬産後ケア（葛飾区）
練馬区	ぱお助産院
	練馬光が丘病院
	順天堂大学医学部附属練馬病院
	つむぎ助産所
	しらさぎふれあい助産院（中野区）
	松が丘助産院（中野区）
	河北総合病院（杉並区）
足立区	横川レディースクリニック
	東都文京病院（文京区）
	スワンレディースクリニック（北区）
	東京リバーサイド病院（荒川区）
	綾瀬産後ケア（葛飾区）
	東京かつしか赤十字母子医療センター（葛飾区）
葛飾区	綾瀬産婦人科併設 綾瀬産後ケア
	東京かつしか赤十字母子医療センター（旧葛飾赤十字産院）
	荒木記念 東京リバーサイド病院（荒川区）
	まつしま病院（江戸川区）
江戸川区	まつしま病院
	ファミール産院えどがわ（旧：宇田川産婦人科）
	東京臨海病院
	産前産後ケアセンター東峯サライ（江東区）
	綾瀬産婦人科外来併設綾瀬産後ケア（葛飾区）
	東京かつしか赤十字母子医療センター（葛飾区）
八王子市	みなみ野グリーンゲイブルズクリニック
	米山産婦人科クリニック
	東京医科大学八王子医療センター

東京都
（都道府県コード13）

八王子市	東海大学医学部附属八王子病院
立川市	井上レディースクリニック
	永井産婦人科医院
	まんまる助産院
武蔵野市	武蔵野赤十字病院「アイルーム」
	松が丘助産院（中野区）
	赤川クリニック（杉並区）
	マザリーズ助産院（調布市）
	武蔵村山病院（武蔵村山市）
三鷹市	Mama&Babyあきやま2
青梅市	森田助産院（福生市）
	宮岡助産所（昭島市）
府中市	東府中病院
	府中の森土屋産婦人科
	にじの助産院
昭島市	宮岡助産所
	石原レディースクリニック
	めぶき助産院
	井上レディースクリニック（立川市）
調布市	マザリーズ助産院
	飯野病院
	調布病院
	東府中病院（府中市）
	保坂産婦人科クリニック（狛江市）
	至誠会第二病院（世田谷区）
町田市	としの助産院
	町田市民病院
	鶴川台ウィメンズクリニック
	おなごサロンはぴねす助産院

東京都
（都道府県コード13）

町田市	みなみ野グリーンゲイブルズクリニック（八王子市）
	新百合ヶ丘病院（神奈川県川崎市）
	相模野病院（神奈川県相模原市）
	marino助産院（神奈川県相模原市）
	相模原協同病院（神奈川県相模原市）
	淵野辺総合病院（神奈川県相模原市）
小金井市	桜町病院
日野市	かなざわ助産院
国分寺市	まんまる助産院（立川市）
国立市	矢島助産院（国分寺市）
狛江市	マザリーズ助産院（調布市）
	飯野病院（調布市）
	調布病院（調布市）
	至誠会第二病院（世田谷区）
東大和市	東大和助産院
稲城市	稲城市立病院
	いなだ助産院（神奈川県川崎市）
羽村市	羽村ひまわりクリニック
	森田助産院（福生市）
	宮岡助産所（昭島市）
あきる野市	公立阿伎留医療センター
西東京市	ここみ助産所
	桜町病院（小金井市）
瑞穂町	森田助産院（福生市）
奥多摩町	森田助産院（福生市）

神奈川県
（都道府県コード14）

横浜市	昭和大学横浜市北部病院
	小川クリニック

神奈川県
（都道府県コード14）

横浜市	横浜市立市民病院
	医療法人社団康心会汐見台病院
	横浜市立みなと赤十字病院
	国際親善総合病院
	医療法人回生会ふれあい横浜ホスピタル
	医療法人産育会堀病院
	あおばウィメンズホスピタル
	けいゆう病院
	エンジェルバース山方助産院
	豊倉助産院
	とわ助産院
	みどり助産院
	みやした助産院
	めぐみ助産院
	山本助産院
	助産院バースあおば
川崎市	森重助産院
	ウパウパハウス岡本助産院
	さくらバース
	宮前お産宿えん助産院
	いなだ助産院
相模原市	にしさこレディースクリニック
	相模原協同病院
	総合相模更生病院
	淵野辺総合病院
	てるて産科クリニック
	相模野病院
	けい産婦人科クリニック
	慈誠会病院

神奈川県
（都道府県コード14）

相模原市	央優会レディースクリニック
	くわのき助産院
	つくい助産院
	子育てサポートハウス　marimo助産院
	町田市民病院（東京都町田市）
	都南産婦人科（東京都町田市）
	みなみ野グリーンゲイブルクリニック（東京都八王子市）
横須賀市	横須賀市立市民病院
平塚市	小清水産婦人科クリニック
	前田産婦人科
	ひまわりレディース＆マタニティクリニック
鎌倉市	湘南鎌倉総合病院
	湘南鎌倉バースクリニック
	矢内原医院
	あまね助産院
	うみのさち母乳育児相談室 羽太
	母乳育児相談室～陽だまり～ 前田
	宮﨑助産院
藤沢市	宮川医院
	湘南藤沢徳洲会病院
	メディカルパーク湘南バースケア
	助産院てとて 岡橋
小田原市	小田原レディスクリニック
	古橋産婦人科
茅ヶ崎市	医療法人社団 康心会湘南東部総合病院
	一般社団法人 齋藤助産院
	めもか助産院
逗子市	丸山産婦人科

神奈川県
（都道府県コード14）

逗子市	うみかぜ助産院
厚木市	並木産婦人科クリニック
	塩塚産婦人科
	厚木産婦人科
大和市	愛育病院
	シロタ産婦人科

新潟県
（都道府県コード15）

新潟市	エンゼルマザークリニック
	荒川レディースクリニック
	新津産科婦人科クリニック
	さくらマタニティケアホーム
	みちつき助産院
	本多レディースクリニック
	源川産婦人科クリニック
	竹山病院
	とくなが女性クリニック
	ロイヤルハートクリニック
	亀田第一病院
	レディスクリニック石黒（三条市）
	済生会三条病院（三条市）
	関塚医院（新発田市）
	富田産科婦人科クリニック（新発田市）
	あがの市民病院（阿賀野市）
三条市	レディスクリニック石黒
	済生会三条病院
	エンゼルマザークリニック（新潟市）
	荒川レディースクリニック（新潟市）
	新津産科婦人科クリニック（新潟市）

新潟県
（都道府県コード15）

三条市	さくらマタニティケアホーム（新潟市）
	みちつき助産院（新潟市）
	竹山病院（新潟市）
	とくなが女性クリニック（新潟市）
	ロイヤルハートクリニック（新潟市）
	源川産婦人科クリニック（新潟市）
	関塚医院（新発田市）
	富田産科婦人科クリニック（新発田市）
	あがの市民病院（阿賀野市）
	たかき医院（十日町市）
柏崎市	柏崎総合医療センター
	小千谷総合病院（小千谷市）
	たかき医院（十日町市）
新発田市	関塚医院
	富田産科婦人科クリニック
	エンゼルマザークリニック（新潟市）
	荒川レディースクリニック（新潟市）
	新津産科婦人科クリニック（新潟市）
	さくらマタニティケアホーム（新潟市）
	みちつき助産院（新潟市）
	源川産婦人科クリニック（新潟市）
	竹山病院（新潟市）
	とくなが女性クリニック（新潟市）
	ロイヤルハートクリニック（新潟市）
小千谷市	小千谷総合病院
加茂市	エンゼルマザークリニック（新潟市）
	荒川レディースクリニック（新潟市）
	新津産科婦人科クリニック（新潟市）
	さくらマタニティケアホーム（新潟市）

新潟県
（都道府県コード15）

加茂市	みちつき助産院（新潟市）
	レディスクリニック石黒（三条市）
	茅原クリニック（三条市）
	済生会三条病院（三条市）
十日町市	たかき医院
村上市	村上総合病院
	関塚医院（新発田市）
	富田産科婦人科クリニック（新発田市）
燕市	エンゼルマザークリニック（新潟市）
	荒川レディースクリニック（新潟市）
	新津産科婦人科クリニック（新潟市）
	さくらマタニティケアホーム（新潟市）
	みちつき助産院（新潟市）
	源川産婦人科クリニック（新潟市）
	竹山病院（新潟市）
	とくなが女性クリニック（新潟市）
	ロイヤルハートクリニック（新潟市）
	レディスクリニック石黒（三条市）
	済生会三条病院（三条市）
	関塚医院（新発田市）
糸魚川市	糸魚川総合病院
五泉市	エンゼルマザークリニック（新潟市）
	荒川レディースクリニック（新潟市）
	新津産科婦人科クリニック（新潟市）
	すずき産科婦人科（新潟市）
	亀田第一病院（新潟市）
	竹山病院（新潟市）
	とくなが女性クリニック（新潟市）
	ロイヤルハートクリニック（新潟市）

新潟県
（都道府県コード15）

五泉市	レディスクリニック石黒（三条市）
	関塚医院（新発田市）
	あがの市民病院（阿賀野市）
	茅原クリニック（三条市）
阿賀野市	あがの市民病院
	さくらマタニティケアホーム（新潟市）
	新津産科婦人科クリニック（新潟市）
	本多レディースクリニック（新潟市）
	関塚医院（新発田市）
	富田産科婦人科クリニック（新発田市）
魚沼市	小千谷総合病院（小千谷市）
	たかき医院（十日町市）
南魚沼市	たかき医院（十日町市）
胎内市	関塚医院（新発田市）
	富田産科婦人科クリニック（新発田市）
聖籠町	関塚医院（新発田市）
	富田産科婦人科クリニック（新発田市）
阿賀町	あがの市民病院（阿賀野市）
	さくらマタニティケアホーム（新潟市）
	新津産科婦人科クリニック（新潟市）
湯沢町	たかき医院（十日町市）
津南町	たかき医院（十日町市）

富山県
（都道府県コード16）

富山市	まちなか総合ケアセンター　産後ケア応援室
高岡市	済生会高岡病院
	高岡市民病院
魚津市	あわの産婦人科医院（入善町）
氷見市	佐伯レディースクリニック

富山県
（都道府県コード16）

滑川市	厚生連滑川病院
黒部市	あわの産婦人科医院（入善町）
射水市	レディースクリニックむらた
	済生会高岡病院（高岡市）
舟橋村	まちなか総合ケアセンター　産後ケア応援室（富山市）
立山町	まちなか総合ケアセンター　産後ケア応援室（富山市）
入善町	あわの産婦人科医院
朝日町	あわの産婦人科医院（入善町）

石川県
（都道府県コード17）

金沢市	といたレディースクリニック
	まなぶ産科婦人科クリニック
	ママBBクリニック
	公立松任石川中央病院（白山市）
七尾市	公立能登総合病院
	恵寿総合病院
	桑原母と子クリニック
輪島市	市立輪島病院
	公立能登総合病院（七尾市）
	恵寿総合病院（七尾市）
	桑原母と子クリニック（七尾市）
珠洲市	珠洲市総合病院
	市立輪島病院（輪島市）
	恵寿総合病院（七尾市）
	桑原母と子クリニック（七尾市）
加賀市	加賀市医療センター
羽咋市	公立能登総合病院（七尾市）

石川県
（都道府県コード17）

羽咋市	恵寿総合病院（七尾市）
	桑原母と子クリニック（七尾市）
かほく市	といたレディースクリニック（金沢市）
	まなぶ産科婦人科クリニック（金沢市）
	ママBBクリニック（金沢市）
白山市	公立松任石川中央病院
	助産院いのちの森
	どんぐり助産院
能美市	助産院いのちの森（白山市）
野々市市	といたレディースクリニック（金沢市）
	まなぶ産科婦人科クリニック（金沢市）
	ママBBクリニック（金沢市）
	公立松任石川中央病院（白山市）
内灘町	といたレディースクリニック（金沢市）
	まなぶ産科婦人科クリニック（金沢市）
	ママBBクリニック（金沢市）
	公立松任石川中央病院（白山市）
宝達志水町	恵寿総合病院（七尾市）
	桑原母と子クリニック（七尾市）

福井県
（都道府県コード18）

福井市	福井県済生会病院
	福井愛育病院
	ホーカベレディースクリニック
勝山市	福井勝山総合病院
鯖江市	公立丹南病院
	産婦人科鈴木クリニック
	福井県済生会病院（福井市）
越前市	公立丹南病院（鯖江市）

福井県
（都道府県コード18）

越前市	産婦人科鈴木クリニック（鯖江市）
坂井市	三国病院
	福井県済生会病院（福井市）
南越前町	公立丹南病院（鯖江市）
	産婦人科鈴木クリニック（鯖江市）
	お産の家さきした助産院（越前市）
	たきざわ助産院 産前産後の家（敦賀市）
越前町	公立丹南病院（鯖江市）
	産婦人科鈴木クリニック（鯖江市）

山梨県
（都道府県コード19）

甲府市	健康科学大学産前産後ケアセンター　ママの里（笛吹市）
富士吉田市	健康科学大学産前産後ケアセンター　ママの里（笛吹市）
都留市	健康科学大学産前産後ケアセンター　ママの里（笛吹市）
山梨市	山梨市立産婦人科医院
	健康科学大学産前産後ケアセンター　ママの里（笛吹市）
大月市	健康科学大学産前産後ケアセンター　ママの里（笛吹市）
韮崎市	健康科学大学産前産後ケアセンター　ママの里（笛吹市）
南アルプス市	健康科学大学産前産後ケアセンター　ママの里（笛吹市）
北杜市	ほくと助産院
	健康科学大学産前産後ケアセンター　ママの里（笛吹市）
甲斐市	健康科学大学産前産後ケアセンター　ママの里（笛吹市）

山梨県
（都道府県コード19）

笛吹市	健康科学大学産前産後ケアセンター　ママの里
甲州市	健康科学大学産前産後ケアセンター　ママの里（笛吹市）
中央市	健康科学大学産前産後ケアセンター　ママの里（笛吹市）
市川三郷町	健康科学大学産前産後ケアセンター　ママの里（笛吹市）
身延町	健康科学大学産前産後ケアセンター　ママの里（笛吹市）
南部町	健康科学大学産前産後ケアセンター　ママの里（笛吹市）
昭和町	健康科学大学産前産後ケアセンター　ママの里（笛吹市）
西桂町	健康科学大学産前産後ケアセンター　ママの里（笛吹市）
忍野村	健康科学大学産前産後ケアセンター　ママの里（笛吹市）
山中湖村	健康科学大学産前産後ケアセンター　ママの里（笛吹市）
鳴沢村	健康科学大学産前産後ケアセンター　ママの里（笛吹市）
富士河口湖町	健康科学大学産前産後ケアセンター　ママの里（笛吹市）
丹波山村	健康科学大学産前産後ケアセンター　ママの里（笛吹市）

長野県
（都道府県コード20）

長野市	丸山産婦人科医院
	長野赤十字病院
	中澤ウイメンズライフクリニック
	板倉レディースクリニック
	清水産婦人科医院

長野県
（都道府県コード20）

長野市	吉田病院
	厚生連南長野医療センター篠ノ井総合病院
	助産所ほやほや
松本市	松本市立病院
	相澤病院
	丸の内病院
	横西産婦人科
	まつば助産院
	あゆみ助産院
上田市	信州上田医療センター
	上田市立産婦人科病院
	あべ母乳・子育て相談室
岡谷市	野村ウイメンズクリニック
飯田市	飯田市立病院
	はぎもと助産院
	よしみ助産院
諏訪市	あおぞらレディス&マタニティクリニック
	諏訪市赤十字病院
須坂市	長野県立信州医療センター
小諸市	こもろ医療センター浅間南麓こもろ医療センター
伊那市	菜の花マタニティクリニック
	伊那中央病院
	助産所ドゥーラえむあい
	あさなみ助産院
	さくらこ助産所
	明生（メイ）助産所
	やまびこハウス
駒ケ根市	駒ケ根高原レディスクリニック産前産後ケアセンター
	おひさま助産院

長野県
（都道府県コード20）

駒ケ根市	幸（さち）助産院
	野ノ花助産院
中野市	厚生連北信総合病院
	保倉産婦人科医院
大町市	市立大町総合病院
茅野市	諏訪中央病院
佐久市	浅間総合病院
	佐久医療センター
東御市	助産所とうみ
安曇野市	安曇野赤十字病院
	長野県立こども病院
	医療法人仁雄会　穂高病院
	助産院愛花（あろは）
	助産院ウテキアニ
下諏訪町	諏訪マタニティークリニック
箕輪町	母と子のヘルプステーション エスポワール母乳育児相談室
松川町	下伊那赤十字病院
高森町	高森レディスクリニック
南木曽町	林メディカルクリニック（岐阜県中津川市）
大桑村	林メディカルクリニック（岐阜県中津川市）
木曽町	地方独立行政法人長野県立病院機構 長野県立木曽病院
池田町	助産院おりん

岐阜県
（都道府県コード21）

岐阜市	石原産婦人科
	岩砂病院・岩砂マタニティ
	おおのレディースクリニック

岐阜県
（都道府県コード21）

岐阜市	平野総合病院
	あいレディースクリニック
	操レディスホスピタル
	ゆりレディスクリニック
	マタニティホーム　あいsun
高山市	アルプスベルクリニック
	久美愛厚生病院
	高山赤十字病院
関市	せきレディースクリニック
	中濃厚生病院
中津川市	中津川市民病院
美濃市	こうのとり助産院
羽島市	アイリスベルクリニック
	空助産院
恵那市	市立恵那病院
各務原市	永田産婦人科
	横山産院
	すずらん助産院
	にこ助産院
	ゆりかご助産院
	マザークリニックハピネス（愛知県犬山市）
可児市	ローズベルクリニック
郡上市	郡上市民病院
下呂市	下呂温泉病院
北方町	いとうレディースケアクリニック

静岡県
（都道府県コード22）

静岡市	渡辺助産院
	たまがわ助産院

静岡県
（都道府県コード22）

静岡市	己智助産院
	いぶきの助産院
	助産院　こうのとり
	ふね助産院
	くさの助産院
	おしか助産院
	うぶごえ
浜松市	JA静岡厚生連 遠州病院
	聖隷浜松病院
	大脇産婦人科医院
	浜松医療センター
	かば記念病院
	浜松医科大学 医学部附属病院
	ピュアレディース クリニック
	聖隷三方原病院
	木村産科・婦人科
	ことみレディース クリニック
	川渕助産院
	髙林助産院
	小石マタニティ クリニック（愛知県豊橋市）
沼津市	マミーズほっとステーションぬまづ
	かぬき岩端医院
	沼津市立病院
	関谷レディースクリニック
熱海市	小田原レディスクリニック（神奈川県小田原市）
三島市	田中産婦人科医院
	小田原レディスクリニック（神奈川県小田原市）
富士宮市	城山助産院
	あお助産院

静岡県
（都道府県コード22）

富士宮市	菜桜助産所
伊東市	伊東市民病院
	上山レディースクリニック
島田市	しのはら産科婦人科医院
富士市	武田産婦人科医院
	中島産婦人科医院
	富士レディースクリニック
	富士市立中央病院
磐田市	磐田市立総合病院
	あんずクリニック
	和（やわらぎ）助産院
	よこさわ助産院
焼津市	前田産科婦人科医院
	繭のいえ助産院
掛川市	ティアラウィメンズクリニック
	八神クリニック
	中東遠総合医療センター ほほえみハウス
藤枝市	とみおか母乳ケアhouse
	まるの輪助産院
	RUN 助産院
袋井市	お茶畑助産院
下田市	臼井医院
湖西市	小石マタニティ クリニック（愛知県豊橋市）
	豊橋市民病院（愛知県豊橋市）
	ジュンレディースクリニック豊橋（愛知県豊橋市）
	中岡レディスクリニック（愛知県豊橋市）
伊豆市	桃太郎助産院
	小田原レディスクリニック（神奈川県小田原市）
菊川市	菊川市立総合病院

静岡県
（都道府県コード22）

菊川市	松下産婦人科医院
	つむぎ助産院
伊豆の国市	小田原レディスクリニック（神奈川県小田原市）
東伊豆町	ふじべ助産院
清水町	島田産婦人科医院
長泉町	小田原レディスクリニック（神奈川県小田原市）

愛知県
（都道府県コード23）

名古屋市	名古屋記念病院
	日本赤十字社愛知医療センター名古屋第一病院
	名古屋バースクリニック
	まのレディーズクリニック
	千音寺産婦人科
	キャッスルベルクリニック産後ケアステーション「ママタス」
	岩田病院
	グレイスベルクリニック
	上野産婦人科
	アイ・レディスクリニック
	コープ助産所はあと
	あお助産院
	助産院北のミッドワイフリー
豊橋市	豊橋市民病院
	小石マタニティ クリニック
	中岡レディス クリニック
	ジュンレディース クリニック豊橋
	パークベルクリニック
	ふたば助産院
岡崎市	医療法人葵鐘会エンジェルベルホスピタル

愛知県
(都道府県コード23)

岡崎市	吉村医院　あさひ産婦人科
	医療法人葵鐘会フェアリーベルクリニック
	産後ケアハウスははのわ しほ助産院
一宮市	つかはらレディースクリニック
	一宮市立市民病院
	メイプルベルクリニック
	てしがわらレディスクリニック
	あさみや助産院
	かん助産院
瀬戸市	公立陶生病院
	クリニックベル
半田市	医療法人双葉会ふたばクリニック
	かとう助産院
春日井市	かすがいマタニティクリニック
	春日井市民病院妊産婦ケア(さんさんルーム)
	愛助産院
豊川市	豊川市民病院
	医療法人葵鐘会 リバーベルクリニック
	ふたば助産院豊川
津島市	貴子ウィメンズクリニック
	大橋産婦人科クリニック
	真野産婦人科
碧南市	碧南市民病院
	岡村産科婦人科
刈谷市	刈谷豊田総合病院
	G&Oレディスクリニック
	ジュンレディースクリニック刈谷
	ひまわり助産院
豊田市	あかね医院

愛知県
（都道府県コード23）

豊田市	内田クリニック
	グリーンベルクリニック
	鈴木病院
	豊田厚生病院
	トヨタ記念病院
	はちどり助産院
安城市	八千代病院
	安城更生病院
	ジュンレディースクリニック安城
	ピーチベルクリニック
	碧助産院
西尾市	山田産婦人科
	産前産後ケアハウスricocoの家 りこ助産院
蒲郡市	オレンジベルクリニック
	蒲郡市民病院
犬山市	マザークリニックハピネス
江南市	江南厚生病院
	やまだ産婦人科
小牧市	ミナミクリニック
	エンゼルレディースクリニック
	小牧市民病院
稲沢市	稲沢厚生病院
	セブンベルクリニック
新城市	しんしろ助産所
東海市	公立西知多医療総合病院
大府市	広川レディスクリニック
	産院いしがせの森
	あいち小児保健医療総合センター
知立市	助産院マザーズ・プレイス

愛知県
（都道府県コード23）

尾張旭市	河井助産所
	鈴木助産院
岩倉市	大野レディスクリニック
豊明市	藤田医科大学病院
	かなや助産所
日進市	平針北クリニック
	レディースクリニックアンジュ
田原市	渥美病院
北名古屋市	おおばやしマタニティクリニック
	すこやか助産院
みよし市	花レディースクリニック
長久手市	おかもとマタニティークリニック
	伊藤ウイメンズクリニック
阿久比町	広渡レディスクリニック
東浦町	みか助産院
美浜町	知多厚生病院

三重県
（都道府県コード24）

津市	セントローズクリニック
	三重中央医療センター
	ヤナセクリニック
	かつはら助産院
	くつろか助産院
四日市市	医療法人　守屋レディースクリニック
	医療法人尚豊会　みたき総合病院
	医療法人育生会　四日市レディースクリニック
	医療法人　おばたレディースクリニック
	医療法人社団　川越伊藤医院（川越町）
	医療法人ことの葉　お産の家ゆずり葉（桑名市）

三重県
（都道府県コード24）

四日市市	医療法人小塚産婦人科（桑名市）
	助産所　マタニティハウス「ひまわり」（鈴鹿市）
	医療法人なわて記念会　鈴木レディースクリニック（鈴鹿市）
	医療法人　宮崎産婦人科（鈴鹿市）
伊勢市	（※HP施設名記載なし）
松阪市	河合産婦人科
	ナオミレディース クリニック
	南産婦人科
	ヤナセクリニック（津市）
	セントローズクリニック（津市）
	三重中央医療センター（津市）
	くつろか助産院（津市）
桑名市	守屋レディースクリニック（四日市市）
	助産所マタニティ・ハウス「ひまわり」（鈴鹿市）
	助産院エンジェルマイルモモ（伊勢市）
	産前産後ケアサポートハウスせいりき（伊勢市）
鈴鹿市	白子ウィメンズホスピタル
	鈴木レディースクリニック
	宮崎産婦人科
	マタニティハウスひまわり
名張市	武田産婦人科
	緑ヶ丘クリニック（伊賀市）
	森川病院（伊賀市）
尾鷲市	尾鷲総合病院
いなべ市	（※HP施設名記載なし）
志摩市	（※HP施設名記載なし）
伊賀市	（※HP施設名記載なし）
東員町	みたき総合病院（四日市市）

三重県
（都道府県コード24）

東員町	お産の家ゆずり葉（桑名市）
	医療法人 小塚産婦人科（桑名市）
	マタニティハウス ひまわり（鈴鹿市）
	白子ウィメンズホスピタル（鈴鹿市）
	鈴木レディースクリニック（鈴鹿市）
	宮崎産婦人科（鈴鹿市）
菰野町	医療法人　守屋レディースクリニック（四日市市）
	医療法人 尚豊会　みたき総合病院（四日市市）
	医療法人 育生会　四日市レディースクリニック（四日市市）
	医療法人おばたレディースクリニック（四日市市）
	医療法人　小塚産婦人科（桑名市）
	医療法人 ことの葉　お産の家 ゆずり葉（桑名市）
	助産所 マタニティハウス「ひまわり」（鈴鹿市）
	医療法人 栄恵会　白子ウィメンズホスピタル（鈴鹿市）
	医療法人 なわて記念会　鈴木レディースクリニック（鈴鹿市）
	医療法人　宮崎産婦人科（鈴鹿市）
	産前産後ケア　サポートハウスせいりき（伊勢市）
	川越伊藤医院（川越町）
川越町	川越伊藤医院
	三重県助産師会
	みたき総合病院（四日市市）
	おばたレディースクリニック（四日市市）
	四日市レディースクリニック（四日市市）
	守屋レディースクリニック（四日市市）
	小塚産婦人科（桑名市）
	お産の家　ゆずり葉（桑名市）

三重県
（都道府県コード24）

川越町	白子ウィメンズホスピタル（鈴鹿市）
	宮崎産婦人科（鈴鹿市）
	鈴木レディースクリニック（鈴鹿市）
多気町	ナオミレディースクリニック（松阪市）
	南産婦人科（松阪市）
	三重中央医療センター（津市）
	三重県助産師会　所属助産師
大台町	河合産婦人科（松阪市）
	ナオミレディースクリニック（松阪市）
	南産婦人科（松阪市）
	くつろか助産院（津市）
	産前産後ケアサポートハウスせいりき（伊勢市）
	助産院エンジェル　スマイルモモ（伊勢市）
玉城町	小原産婦人科（伊勢市）
	菊川産婦人科（伊勢市）
	玉石産婦人科（伊勢市）
	てらだ産婦人科（伊勢市）
	助産院エンジェル　スマイルモモ（伊勢市）
度会町	（※HP施設名記載なし）
南伊勢町	（※HP施設名記載なし）
紀北町	（※HP施設名記載なし）
紀宝町	大石産婦人科（熊野市）
	新宮市立医療センター（新宮市）

滋賀県
（都道府県コード25）

彦根市	彦根市立病院
	神野レディスクリニック本院
長浜市	市立長浜病院
	まちのほけんしつ　きずな

滋賀県
（都道府県コード25）

近江八幡市	鶴崎産婦人科医院
	あらかわ助産院
	うたな助産所
	うえだウィメンズクリニック
草津市	清水産婦人科
	南草津野村病院
	ハピネスバースクリニック
守山市	坂井産婦人科
栗東市	済生会滋賀病院
湖南市	野村産婦人科
高島市	マタニティ・産後ケアサロン〜Lima〜

京都府
（都道府県コード26）

京都市	医療法人仁愛会 川村産婦人科
	医療法人社団紘森翠泉会 森産婦人科医院
	一般財団法人 日本バプテスト連盟医療団 日本バプテスト病院
	医療法人財団今井会 足立病院
	地方独立行政法人 市立病院機構 京都市立病院
	医療法人社団洛和会 洛和会音羽病院
	南部産婦人科医院
	医療法人社団美友会 産科・婦人科松本クリニック
	医療法人財団今井会足立病院 第二足立病院
	島岡医院
	公益社団法人京都保健会 京都民医連中央病院
	医療法人 柏木産婦人科
	医療法人倖生会 身原病院
	三菱京都病院
	社会福祉法人 京都社会事業財団 京都桂病院

京都府
（都道府県コード26）

京都市	医療法人 藤田産科・婦人科医院
	醍醐渡辺クリニック
	あいあい助産院
	ひまわり助産院
	出張さんばステーション聖護院 海（まある）助産所
	まこと助産院
	桶谷助産院
	baby.mamSHIJO　（ベビマム四条）
	社会福祉法人 乳児院 積慶園
	産前産後ケアホテル ぶどうの木 京都院
綾部市	由良産婦人科・小児科医院
	医療法人久英会片山産婦人科（舞鶴市）
宇治市	医療法人社団　一心会　都倉病院
	医療法人　曽我産婦人科
	吉川助産院
	医療法人社団　中部産婦人科　医院（京都市）
宮津市	（※HP施設名記入なし）
亀岡市	田村産婦人科
	山口マタニティクリニック
	三菱京都病院（京都市西京区）
	身原病院（京都市西京区）
城陽市	中部産婦人科（京都市）
	曽我産婦人科（宇治市）
	京都田辺中央病院（京田辺市）
	井出産婦人科（京田辺市）
向日市	医療法人社団 ハシイ産婦人科
	musubi助産院
	京都桂病院（京都市西京区）
	京都済生会病院（長岡京市）

京都府
（都道府県コード26）

向日市	近藤産婦人科医院（長岡京市）
	身原病院（京都市西京区）
	三菱京都病院（京都市西京区）
長岡京市	京都済生会病院
	近藤産婦人科医院
	三菱京都病院（京都市西京区）
	京都桂病院（京都市西京区）
	musubi助産院（向日市）
	ハシイ産婦人科（向日市）
八幡市	（※HP施設名記入なし）
京田辺市	京都田辺中央病院
	井出産婦人科
	京都山城総合医療センター（木津川市）
京丹後市	京丹後市立弥栄病院
	京都府立医科大学附属北部医療センター（与謝野町）
木津川市	京都山城総合医療センター
	助産院 しんかい
	悠育助産院（精華町）
	助産所わ（奈良県奈良市）
	石井助産院（奈良県奈良市）
久御山町	中部産婦人科（京都市）
	産後ケア施設 ベビマム（京都市）
	曽我産婦人科（宇治市）
和束町	京都山城総合医療センター（木津川市）
	助産院しんかい（木津川市）
	悠育助産院（精華町）
精華町	悠育助産院
	助産院 しんかい（木津川市）
	京都山城総合医療センター（木津川市）

京都府
（都道府県コード26）

精華町	助産院 わ（奈良県奈良市）
南山城村	京都山城総合医療センター（木津川市）
伊根町	（※HP施設名記入なし）

大阪府
（都道府県コード27）

大阪市	川島産婦人科クリニック
	らうらう　みっどわいふりい
	JCHO大阪病院
	大阪暁明館病院
	ウエナエ産婦人科
	大阪医療センター
	産科婦人科　飯島病院
	大正病院附属産婦人科クリニック
	医療法人 脇本産婦人科
	大阪府助産師会産前産後ケアセンター
	聖バルナバ病院
	大阪警察病院
	愛染橋病院
	にじいろ助産院
	晴助産院
	大阪府済生会野江病院
	はるる助産院
	大阪旭こども病院
	西川医院
	天子助産院
	あいっこ助産院
	大阪急性期・総合医療センター
	なかがわレディースクリニック
	高畑産婦人科

大阪府
（都道府県コード27）

大阪市	浜田病院
	小川産婦人科
	植田産婦人科
	たかせ産婦人科（豊中市）
	産後ケア　tocca（吹田市）
	松下記念病院（守口市）
	井上産婦人科クリニック（大東市）
	小阪産病院・産後ケアセンター小阪（東大阪市）
	澤井レディースクリニック（富田林市）
	津田助産院（岸和田市）
	きた助産所（泉佐野市）
堺市	赤井マタニティクリニック
	大平産婦人科
	堺市立総合医療センター
	Pista助産院
	あいっこ助産院（大阪市）
	大阪府助産師会 産前産後ケアセンター（大阪市）
	高石市立母子健康センター（高石市）
岸和田市	久松マタニティークリニック
	岸和田徳洲会病院
	津田助産院
	大阪母子医療センター（和泉市）
	府中病院（和泉市）
	おさきマタニティクリニック（貝塚市）
豊中市	たかせ産婦人科
	市立豊中病院
	大阪府済生会吹田病院（吹田市）
	市立吹田市民病院（吹田市）
	吹田徳洲会病院（吹田市）

大阪府
（都道府県コード27）

豊中市	愛染橋病院（大阪市）
	共立さわらぎ産婦人科（箕面市）
	産後ケアtocca（吹田市）
	晴助産院（大阪市）
	にじいろ助産院（大阪市）
池田市	（※HP施設名記載なし）
吹田市	済生会吹田病院
	市立吹田市民病院
	吹田徳洲会病院
	産後ケア　tocca
	大阪府助産師会（大阪市）
	晴助産院（大阪市）
	直原ウィメンズクリニック（豊中市）
	たかせ産婦人科（豊中市）
	愛仁会高槻病院（高槻市）
	かふう助産院（高槻市）
	恵仁会田中病院（茨木市）
	共立さわらぎ産婦人科（箕面市）
	たまのお助産院（箕面市）
	ジュンレディースクリニック千里丘（摂津市）
泉大津市	泉大津市立病院
高槻市	高槻病院
	大阪医科薬科大学病院
	あかり助産院
	ひなたぼっこ助産院
	川村産婦人科医院
	田中病院（茨木市）
貝塚市	おさきマタニティクリニック
	あかね・レディースクリニック

大阪府
(都道府県コード27)

貝塚市	津田助産院(岸和田市)
	久松マタニティクリニック(岸和田市)
	きた助産所(泉佐野市)
	谷口病院(泉佐野市)
	大阪母子医療センター(和泉市)
守口市	(※HP施設名記載なし)
枚方市	あきせウィメンズクリニック
	芦原産婦人科クリニック
	あん助産院
	イワサクリニック
	折野産婦人科
	市立ひらかた病院
	なりもとレディースホスピタル
	はるか助産院
	ゆずりは助産院
	tsumugi助産院
	高槻病院(高槻市)
	大阪医科薬科大学病院(高槻市)
茨木市	田中病院
	高槻病院(高槻市)
	吹田徳洲会病院(吹田市)
	市立吹田市民病院(吹田市)
	共立さわらぎ産婦人科(箕面市)
	ジュンレディースクリニック(摂津市)
	ひなたぼっこ助産院(高槻市)
	あかり助産院(高槻市)
	かふう助産院(高槻市)
八尾市	正木産婦人科
	大阪府助産師会(大阪市)

大阪府
（都道府県コード27）

八尾市	浜田病院（大阪市）
	植田産婦人科（大阪市）
	産後ケアセンター小阪（東大阪市）
泉佐野市	谷口病院
	きた助産所
	おさきマタニティクリニック（貝塚市）
	あかね・レディースクリニック（貝塚市）
	笠松産婦人科（阪南市）
	阪南市民病院（阪南市）
	津田助産院（岸和田市）
富田林市	済生会 富田林病院
	PL病院
	澤井産婦人科
	大阪母子医療センター（和泉市）
	大阪南医療センター（河内長野市）
寝屋川市	医療法人一祐会 藤本病院
	橋本助産院
	医療法人愛仁会 高槻病院（高槻市）
	金子産婦人科（門真市）
	医療法人イワサクリニック（枚方市）
	医療法人生育会なりもとレディースホスピタル（枚方市）
	岸本助産院（交野市）
	産後ケアハウス笑咲 やまもと助産院（交野市）
河内長野市	大阪南医療センター
	ナカノレディスクリニック
	大阪母子医療センター（和泉市）
	PL病院（富田林市）
	澤井レディースクリニック（富田林市）

大阪府
（都道府県コード27）

松原市	阪南中央病院
	浜田病院（大阪市）
	小川産婦人科（大阪市）
	Pista助産院（堺市）
	大阪母子医療センター（和泉市）
	澤井レディースクリニック（富田林市）
	富田林病院（富田林市）
	PL病院（富田林市）
	高石市立母子健康センター（高石市）
和泉市	府中病院
	大阪母子医療センター
箕面市	医療法人　共立さわらぎ産婦人科
柏原市	大阪府助産師会　産前・産後ケアセンター（大阪市）
	大阪母子医療センター（和泉市）
羽曳野市	大阪はびきの医療センター
	小川産婦人科（大阪市）
	浜田病院（大阪市）
	富田林病院（富田林市）
	PL病院（富田林市）
	阪南中央病院（松原市）
	大阪母子医療センター（和泉市）
門真市	飯藤産婦人科
	神谷産婦人科
	金子産婦人科
摂津市	ジュンレディースクリニック千里丘
	大阪府助産師会（大阪市）
	助産院ほんわか（豊中市）
	吹田徳洲会病院（吹田市）
	市立吹田市民病院（吹田市）

大阪府
（都道府県コード27）

摂津市	大阪府済生会吹田病院（吹田市）
	高槻病院（高槻市）
	田中病院（茨木市）
高石市	高石市立母子健康センター
藤井寺市	浜田病院（大阪市）
	大阪府助産師会産前・産後ケアセンター（和泉市）
	大阪母子医療センター（和泉市）
	富田林病院（富田林市）
	PL病院（富田林市）
	大阪はびきの医療センター（羽曳野市）
	阪南中央病院（松原市）
東大阪市	産後ケアセンター小阪
	小阪産病院
	ゆう助産院
	市立東大阪医療センター
	恵生会病院
	樹の下助産院
	一般社団法人　大阪府助産師会　産前産後ケアセンター（大阪市）
泉南市	おさきマタニティクリニック（貝塚市）
	谷口病院（泉佐野市）
	笠松産婦人科（阪南市）
	阪南市民病院（阪南市）
四條畷市	福田産婦人科医院
	大阪府助産師会（産前産後ケアセンター）（大阪市）
	いとうレディースこどもクリニック（寝屋川市）
	産後ケアハウス笑咲（えみ）やまもと助産院（交野市）
交野市	医療法人　仁久会　藤原産婦人科
	岸本助産院

大阪府
（都道府県コード27）

交野市	産後ケアハウス笑咲　やまもと助産院
	市立ひらかた病院（枚方市）
	医療法人　イワサクリニック（枚方市）
大阪狭山市	富田林病院（富田林市）
	PL病院（富田林市）
	大阪母子医療センター（和泉市）
	大阪南医療センター（河内長野市）
阪南市	笠松産婦人科・小児科
	阪南市民病院
	谷口病院（泉佐野市）
	きた助産所（泉佐野市）
	あかね・レディースクリニック（貝塚市）
	おさきマタニティクリニック（貝塚市）
豊能町	しまざき助産院
能勢町	（※町より指定）
忠岡町	府中病院（和泉市）
熊取町	谷口病院（泉佐野市）
	笠松産婦人科（阪南市）
	おさきマタニティクリニック（貝塚市）
	あかね・レディースクリニック（貝塚市）
	阪南市民病院（阪南市）
	きた助産所（泉佐野市）
	津田助産院（岸和田市）
田尻町	おさきマタニティクリニック（貝塚市）
	あかねレディースクリニック（貝塚市）
	谷口病院（泉佐野市）
	きた助産院（泉佐野市）
	笠松産婦人科（阪南市）
	阪南市民病院（阪南市）

大阪府
（都道府県コード27）

太子町	富田林病院（富田林市）
	PL病院（富田林市）
	大阪母子医療センター（和泉市）
千早赤阪村	富田林病院（お産センター）（富田林市）
	大阪南医療センター（河内長野市）
	大阪母子医療センター（和泉市）

兵庫県
（都道府県コード28）

神戸市	毛利助産所
	もりレデイースクリニック
	甲南医療センター
	いなお助産院
	たなべ産婦人科
	産後ケアハウス杉原
	パルモア病院
	國本助産院
	みずとりクリニック
	秋山助産院
	神戸医療センター
	きらら助産院
	神戸徳洲会病院
	森本産婦人科クリニック
	なぎ・和助産院
	野の花助産所
	なでしこレディースホスピタル
	ハーモニーレディースクリニック
	久保みずきレディースクリニック
姫路市	姫路聖マリア病院
	姫路赤十字病院

兵庫県
（都道府県コード28）

姫路市	小国病院
	ウアノア助産院
	くるみ助産院
明石市	明石市立市民病院
	明石医療センター
	あさぎり病院
	はまなレディースクリニック
	アイビスマキクリニック
	二見レディースクリニック
	奥産婦人科（加古川市）
	野の花助産所（神戸市）
	なでしこレディースホスピタル（神戸市）
	久保みずきレディースクリニック（神戸市）
	りんご助産院（神戸市）
	神戸徳洲会病院（神戸市）
	森本産婦人科クリニック（神戸市）
	まいこまいる助産院（神戸市）
	なぎ（和）助産院（神戸市）
	助産所ポスチャー（神戸市）
	聖隷淡路病院（淡路市）
	さくら助産院（淡路市）
	みそら助産院（高砂市）
	くるみ助産院（姫路市）
	ウアノア助産院（姫路市）
西宮市	明和病院
	レディース＆マタニティークリニック サンタクルス ザ シュクガワ
	みずとりクリニック（神戸市）
	毛利助産所（神戸市）

兵庫県
（都道府県コード28）

洲本市	助産院 MOM
	聖隷淡路病院（淡路市）
	さくら助産院（淡路市）
芦屋市	市立芦屋病院
	芦屋・小野レディスクリニック
	渡辺産婦人科小児科
	産屋助産所
	住岡母乳と育児相談所〈ANNEX〉
伊丹市	市立伊丹病院
	近畿中央病院
	うぉーむ助産院
相生市	ウアノア助産院（姫路市）
	くるみ助産院（姫路市）
豊岡市	公立豊岡病院（豊岡病院産婦人科病棟）
	公立八鹿病院（産婦人科病棟）（養父市）
加古川市	加古川中央市民病院
	奥産婦人科
	関島産婦人科医院
	ちくご・ひらまつ産婦人科医院
	矢野産婦人科医院
	大森産婦人科医院（高砂市）
	明石医療センター（明石市）
	姫路聖マリア病院（姫路市）
	なでしこレディースホスピタル（神戸市）
	久保みずきレディースクリニック（神戸市）
	ウアノア助産院（姫路市）
	なおみ助産院（三木市）
	野の花助産所（神戸市）
	野の花助産所（明石市）

兵庫県
（都道府県コード28）

加古川市	まつだ助産院（加西市）
西脇市	西脇市立西脇病院
	いわたウィメンズクリニック
	わかば・産婦人科（小野市）
	なおみ助産院（三木市）
	まつだ助産院（加西市）
宝塚市	中村産婦人科
	サンタクルス　ザ タカラヅカ
	平野マタニティクリニック
	産後ケアなないろ助産院
三木市	なおみ助産院
	なでしこレディースホスピタル（神戸市）
	野の花助産所（神戸市）
	久保みずきレディースクリニック（神戸市）
	北播磨総合医療センター（小野市）
	わかば・産婦人科（小野市）
高砂市	大森産婦人科医院
	加古川中央市民病院（加古川市）
	奥産婦人科（加古川市）
	関島産婦人科医院（加古川市）
	ちくご・ひらまつ産婦人科医院（加古川市）
	矢野産婦人科医院（加古川市）
	明石医療センター（明石市）
	姫路聖マリア病院（姫路市）
	久保みずきレディースクリニック（神戸市）
	なでしこレディースホスピタル（神戸市）
	野の花助産所（神戸市）
	まつだ助産院（加西市）
	なおみ助産院（三木市）

兵庫県
（都道府県コード28）

高砂市	ウアノア助産院（姫路市）
	くるみ助産院（姫路市）
川西市	しまざき助産院　しまざき産後の家
	川西市立総合医療センター
小野市	北播磨総合医療センター
	わかば・産婦人科
	久保みずきレディースクリニック（神戸市）
	なでしこレディースホスピタル（神戸市）
	アイビスマキクリニック（明石市）
	なおみ助産院（三木市）
	市立加西病院（加西市）
	まつだ助産院（加西市）
三田市	産後ケアハウスWithゆっぽ
	みずとりクリニック（神戸市）
	タマル産婦人科（丹波篠山市）
	なおみ助産院（三木市）
	しまざき助産院（加西市）
加西市	市立加西病院
	まつだ助産院
	姫路聖マリア病院（姫路市）
	いわたウィメンズクリニック（西脇市）
	わかば・産婦人科（小野市）
丹波篠山市	タマル産婦人科
	産後ケアハウス With ゆっぽ（三田市）
	県立丹波医療センター（丹波市）
	しまざき助産院（川西市）
養父市	公立八鹿病院
	公立豊岡病院（豊岡市）
丹波市	兵庫県立丹波医療センター

兵庫県
（都道府県コード28）

丹波市	いわたウィメンズクリニック（西脇市）
	タマル産婦人科（丹波篠山市）
南あわじ市	さくら助産院（淡路市）
	助産院　Mom（洲本市）
朝来市	姫路聖マリア病院（姫路市）
	公立豊岡病院（豊岡市）
	県立丹波医療センター（丹波市）
	公立八鹿病院（養父市）
	岡本産婦人科（京都府福知山市）
淡路市	聖隷淡路病院
	さくら助産院
宍粟市	宍粟総合病院
	姫路聖マリア病院（姫路市）
	姫路赤十字病院（姫路市）
加東市	いわたウィメンズクリニック（西脇市）
	なおみ助産院（三木市）
	市立加西病院（加西市）
	まつだ助産院（加西市）
	わかば・産婦人科（小野市）
たつの市	姫路赤十字病院（姫路市）
	姫路聖マリア病院（姫路市）
	小国病院（姫路市）
	くるみ助産院（姫路市）
	ウアノア助産院（姫路市）
	公立宍粟総合病院（宍粟市）
多可町	姫路聖マリア病院（姫路市）
	いわたウィメンズクリニック（西脇市）
	市立加西病院（加西市）
	兵庫県立丹波医療センター（丹波市）

兵庫県
（都道府県コード28）

多可町	まつだ助産院（加西市）
稲美町	なでしこレディースホスピタル（神戸市）
	久保みずきレディースクリニック（神戸市）
	姫路聖マリア病院（姫路市）
	明石医療センター（明石市）
	加古川中央市民病院（加古川市）
	奥産婦人科（加古川市）
	関島産婦人科医院（加古川市）
	ちくご・ひらまつ産婦人科医院（加古川市）
	矢野産婦人科医院（加古川市）
	大森産婦人科医院（高砂市）
	野の花助産所（神戸市）
	ウアノア助産院（姫路市）
	なおみ助産院（三木市）
	まつだ助産院（加西市）
播磨町	なでしこレディースホスピタル（神戸市）
	久保みずきレディースクリニック（神戸市）
	姫路聖マリア病院（姫路市）
	アイビスマキクリニック（明石市）
	加古川中央市民病院（加古川市）
	奥産婦人科（加古川市）
	関島産婦人科医院（加古川市）
	ちくご・ひらまつ産婦人科医院（加古川市）
	矢野産婦人科医院（加古川市）
	大森産婦人科医院（高砂市）
	野の花助産所（神戸市西区・明石市）
	ウアノア助産院（姫路市）
	なおみ助産院（三木市）
	まつだ助産院（加西市）

兵庫県
（都道府県コード28）

福崎町	姫路赤十字病院（姫路市）
	姫路聖マリア病院（姫路市）
	市立加西病院（加西市）
	まつだ助産院（加西市）
太子町	産科婦人科小国病院（姫路市）
	三栄会広畑病院（姫路市）
	姫路聖マリア病院（姫路市）
	姫路赤十字病院（姫路市）
上郡町	姫路赤十字病院（姫路市）
	姫路聖マリア病院（姫路市）
	ウアノア助産院（姫路市）
香美町	公立豊岡病院（豊岡市）
	公立八鹿病院（養父市）
新温泉町	産後ケアやわらかい風（鳥取県鳥取市）

奈良県
（都道府県コード29）

奈良市	岡村産婦人科
	富雄産婦人科
	青柳助産院
	石井助産院
	助産所 わ
	高井病院（天理市）
	天理よろづ相談所病院（天理市）
	悠育助産院（京都府精華町）
大和高田市	心友助産院（広陵町）
大和郡山市	高井病院（天理市）
	助産所 わ（奈良市）
	ふじ助産院（天理市）
	芽愛助産院（天理市）

奈良県
（都道府県コード29）

天理市	芽愛助産院
	ふじ助産院
	天理よろづ相談所病院
	高井病院
御所市	（※HP施設名記載なし）
生駒市	生駒市立病院
	林産婦人科 登美ヶ丘医院
	杉江産婦人科
	平野医院（奈良市）
	富雄産婦人科（奈良市）
	青柳助産院（奈良市）
	石井助産院（奈良市）
	助産所 わ（奈良市）
	小阪産病院（大阪府東大阪市）
	産後ケアセンター小阪（大阪府東大阪市）
	産後ケアハウス笑咲 やまもと助産院（大阪府交野市）
香芝市	林産婦人科五位堂医院
	Mothering House美月
	かわしま内科・外科・こどもクリニック併設施設 産後ケアハウス ぽこあぽこ
	のんの助産院
	心友助産院（広陵町）
	助産院カンガルーホーム（平群町）
葛城市	助産所わ（奈良市）
	産後ケアハウス ぽこあぽこ（香芝市）
	MotheringHouse美月（香芝市）
	のんの助産院（香芝市）
	心友助産院（広陵町）
宇陀市	（※HP施設名記載なし）

奈良県
（都道府県コード29）

平群町	カンガルーホーム
	心友（こと）助産院（広陵町）
三郷町	助産所　わ（奈良市）
	Mothering　House　美月（香芝市）
	心友（こと）助産院（広陵町）
	助産院　カンガルーホーム（平群町）
斑鳩町	なんのレディースクリニック
	社会医療法人 高清会 高井病院（天理市）
	産後ケアハウス ぽこあぽこ（香芝市）
	助産院カンガルーホーム（平群町）
	心友助産院（広陵町）
安堵町	心友（こと）助産院（広陵町）
川西町	心友（こと）助産院（広陵町）
三宅町	（※HP施設名記載なし）
田原本町	心友助産院（広陵町）
	芽愛助産院（天理市）
明日香村	（※HP施設名記載なし）
上牧町	助産所 わ（奈良市）
	産後ケアハウス ぽこあぽこ（香芝市）
	助産院カンガルーホーム（平群町）
	心友（こと）助産院（広陵町）
王寺町	産後ケアハウス ぽこあぽこ（香芝市）
	助産院カンガルーホーム（平群町）
	心友（こと）助産院（広陵町）
広陵町	心友助産院
	産後ケアハウス ぽこあぽこ（香芝市）
	Mothering　House　美月（香芝市）
河合町	産後ケアハウス ぽこあぽこ（香芝市）
	のんの助産院（香芝市）

奈良県
（都道府県コード29）

河合町	助産院カンガルーホーム（平群町）
	心友（こと）助産院（広陵町）
大淀町	奥村マタニティクリニック（和歌山県橋本市）

和歌山県
（都道府県コード30）

和歌山市	稲田クリニック
	岡本助産院
	日本赤十字社和歌山医療センター
	花山ママクリニック
	はまだ産婦人科
	むとう助産院
	産前産後ケアサポート　フィーカ
橋本市	（※HP施設名記載なし）
有田市	ひだか病院（御坊市）
	バース・ハウス　なかにし助産院（御坊市）
	むとう助産院（和歌山市）
御坊市	ひだか病院
	バース・ハウス　なかにし助産院
	福助産院（田辺市）
	ちひろ助産院（田辺市）
田辺市	榎本産婦人科
	ちひろ助産院
	福助産院
	新生助産所（上富田町）
新宮市	新宮市立医療センター
	かづこ助産院（那智勝浦町）
紀の川市	北山産婦人科クリニック
	粉川レディスクリニック（和歌山市）
	はまだ産婦人科（和歌山市）

和歌山県
（都道府県コード30）

紀の川市	花山ママクリニック（和歌山市）
	稲田クリニック（和歌山市）
	奥村マタニティクリニック（橋本市）
岩出市	なぎ助産院
	はまだ産婦人科（和歌山市）
	花山ママクリニック（和歌山市）
	稲田クリニック（和歌山市）
	奥村マタニティクリニック（橋本市）
	産前産後ケアサポート フィーカ（紀の川市）
紀美野町	花山ママクリニック（和歌山市）
	稲田クリニック（和歌山市）
	はまだ産婦人科（和歌山市）
	岡本助産院（和歌山市）
	むとう助産院（和歌山市）
	なぎ助産院（岩出市）
	バース・ハウス　なかにし助産院（御坊市）
	ちひろ助産院（田辺市）
	福助産所（田辺市）
かつらぎ町	橋本市民病院（橋本市）
	奥村マタニティークリニック（橋本市）
	なぎ助産院（岩出市）
湯浅町	（※HP施設名記載なし）
有田川町	ひだか病院（御坊市）
	有田市立病院（有田市）
	むとう助産院（和歌山市）
	バース・ハウスなかにし（御坊市）
美浜町	（※HP施設名記載なし）
由良町	ひだか病院（御坊市）
	バース・ハウスなかにし助産院（御坊市）

和歌山県
（都道府県コード30）

印南町	（※HP施設名記載なし）
みなべ町	福助産院（田辺市）
	ちひろ助産院（田辺市）
	新生助産所（田辺市）
日高川町	（※HP施設名記載なし）
白浜町	新生助産所（上富田町）
	榎本産婦人科（田辺市）
	ちひろ助産院（田辺市）
	福助産院（田辺市）
上富田町	新生助産所
	榎本産婦人科（田辺市）
	ちひろ助産院（田辺市）
	福助産院（田辺市）
那智勝浦町	（※HP施設名記載なし）
串本町	くしもと町立病院
	かづこ助産院（那智勝浦町）

鳥取県
（都道府県コード31）

鳥取市	みやもと産婦人科医院
	鳥取産院
	さくらレディースクリニック田園町
	鳥取市立病院
	産後ケア やわらかい風
米子市	鎌沢マタニティークリニック
	中曽産科婦人科医院
	母と子の長田産科婦人科クリニック
	彦名レディスライフクリニック
	西江助産院
	ミオ・ファティリティ・クリニック

鳥取県
（都道府県コード31）

米子市	米子聖園ベビーホーム
	産前産後ケアハウス　はぐはぐ
倉吉市	打吹公園クリニック
境港市	鎌沢マタニティークリニック（米子市）
	中曽産科婦人科医院（米子市）
	母と子の長田産科婦人科クリニック（米子市）
	西江助産院（米子市）
	ミオ・ファティリティ・クリニック（米子市）
岩美町	（※HP施設名記載なし）
智頭町	助産院いのちね
	産後ケアとっとり（鳥取市）
	鳥取市立病院（鳥取市）
八頭町	みやもと産婦人科医院（鳥取市）
	鳥取産院（鳥取市）
	さくらレディースクリニック田園町（鳥取市）
	鳥取市立病院（鳥取市）
湯梨浜町	打吹公園クリニック（倉吉市）
琴浦町	中曽産科婦人科医院（米子市）
	ミオ・ファティリティ・クリニック（米子市）
	打吹公園クリニック（倉吉市）
	助産院いのちね（智頭町）
北栄町	中曽産科婦人科医院（米子市）
	ミオ・ファティリティ・クリニック（米子市）
	打吹公園クリニック（倉吉市）
	助産院いのちね（智頭町）
日吉津村	（※HP施設名記載なし）
南部町	鎌沢マタニティークリニック（米子市）
	中曽産科婦人科医院（米子市）
	母と子の長田産科婦人科クリニック（米子市）

鳥取県
（都道府県コード31）

南部町	彦名レディスライフクリニック（米子市）
	ミオ・ファティリティ・クリニック（米子市）
伯耆町	鎌沢マタニティークリニック（米子市）
	中曽産科婦人科医院（米子市）
	母と子の長田産科婦人科クリニック（米子市）
	彦名レディスライフクリニック（米子市）
	ミオ・ファティリティ・クリニック（米子市）
	西江助産院（米子市）
	米子聖園ベビーホーム（米子市）
	産前産後ケアハウス　はぐはぐ（米子市）

島根県
（都道府県コード32）

松江市	マザリー産科婦人科医院
	Aya母乳育児相談室
雲南市	雲南市立病院

岡山県
（都道府県コード33）

岡山市	オークスマタニティクリニック
	岡山済生会総合病院
	岡山市立市民病院
	岡山赤十字病院
	岡山中央病院
	医療法人　井上医院
	医療法人　岡南産婦人科医院
	さわだレディスクリニック
	産科婦人科　浮田病院
	サン・クリニック
	丹羽病院
	三宅医院

岡山県
（都道府県コード33）

岡山市	ももレディースクリニック
	ななほし助産院
	有理助産院
	倉敷中央病院（倉敷市）
	川崎医科大学附属病院（倉敷市）
	うちかど助産院（倉敷市）
	かねこ助産院（倉敷市）
	さくらんぼ助産院（倉敷市）
	たんぽぽ助産院（倉敷市）
	くにさだ助産院（笠岡市）
倉敷市	倉敷中央病院
	川崎医科大学附属病院
	うちかど助産院
	かねこ助産院
	さくらんぼ助産院
	たんぽぽ助産院
	オークスマタニティクリニック（岡山市）
	さわだレディスクリニック（岡山市）
	サン・クリニック（岡山市）
	三宅医院（岡山市）
	ももレディースクリニック（岡山市）
	ななほし助産院（岡山市）
	有理助産院（岡山市）
	くにさだ助産院（笠岡市）
津山市	赤堀クリニック
	津山中央病院
	福田産婦人科
	かたつむり助産院
	サン・クリニック（岡山市）

岡山県
（都道府県コード33）

津山市	三宅医院（岡山市）
	かなで助産院（勝央町）
玉野市	岡山市立市民病院（岡山市）
	岡山赤十字病院（岡山市）
	医療法人　岡南産婦人科医院（岡山市）
	さわだレディスクリニック（岡山市）
	サン・クリニック（岡山市）
	三宅医院（岡山市）
	ももレディースクリニック（岡山市）
	橋本産婦人科医院（岡山市）
	倉敷中央病院（倉敷市）
	有理助産院（岡山市）
	うちかど助産院（倉敷市）
	かねこ助産院（倉敷市）
	たんぽぽ助産院（倉敷市）
笠岡市	くにさだ助産院
	倉敷中央病院（倉敷市）
	かねこ助産院（倉敷市）
	さくらんぼ助産院（倉敷市）
	たんぽぽ助産院（倉敷市）
井原市	三宅医院（岡山市）
	たんぽぽ助産院（倉敷市）
	くにさだ助産院（笠岡市）
	くにとみレディス&マタニティクリニック（総社市）
総社市	くにとみレディス&マタニティクリニック
	谷口レディス クリニック
	医療法人　岡南産婦人科医院（岡山市）
	サン・クリニック（岡山市）
	三宅医院（岡山市）

岡山県
（都道府県コード33）

総社市	ももレディースクリニック（岡山市）
	倉敷中央病院（倉敷市）
	川崎医科大学附属病院（倉敷市）
	うちかど助産院（倉敷市）
	かねこ助産院（倉敷市）
	さくらんぼ助産院（倉敷市）
	たんぽぽ助産院（倉敷市）
	くにさだ助産院（笠岡市）
高梁市	国際貢献大学校メディカルクリニック（新見市）
	たんぽぽ助産院（倉敷市）
新見市	国際貢献大学校メディカルクリニック
備前市	医療法人　井上医院（岡山市）
	医療法人　岡南産婦人科医院（岡山市）
	サン・クリニック（岡山市）
	丹羽病院（岡山市）
	かたつむり助産院（津山市）
	くにさだ助産院（笠岡市）
瀬戸内市	岡山赤十字病院（岡山市）
	医療法人　井上医院（岡山市）
	医療法人　岡南産婦人科医院（岡山市）
	産科婦人科　浮田病院（岡山市）
	サン・クリニック（岡山市）
	丹羽病院（岡山市）
	三宅医院（岡山市）
	有理助産院（岡山市）
赤磐市	医療法人　井上医院（岡山市）
	サン・クリニック（岡山市）
	丹羽病院（岡山市）
	有理助産院（岡山市）

岡山県
（都道府県コード33）

真庭市	総合病院　落合病院
	丹羽病院（岡山市）
	三宅医院（岡山市）
	ももレディースクリニック（岡山市）
	川崎医科大学附属病院（倉敷市）
	国際貢献大学校メディカルクリニック（新見市）
	たんぽぽ助産院（倉敷市）
	かたつむり助産院（津山市）
美作市	中山産婦人科・小児科（徳島県藍住町）
	吉野川医療センター（徳島県吉野川市）
浅口市	かねこ助産院（倉敷市）
	さくらんぼ助産院（倉敷市）
	たんぽぽ助産院（倉敷市）
	くにさだ助産院（笠岡市）
和気町	岡山中央病院（岡山市）
	医療法人　井上医院（岡山市）
	医療法人　岡南産婦人科医院（岡山市）
	サン・クリニック（岡山市）
	丹羽病院（岡山市）
	三宅医院（岡山市）
里庄町	ななほし助産院（岡山市）
	うちかど助産院（倉敷市）
	かねこ助産院（倉敷市）
	さくらんぼ助産院（倉敷市）
	たんぽぽ助産院（倉敷市）
	くにさだ助産院（笠岡市）
矢掛町	かねこ助産院（倉敷市）
	たんぽぽ助産院（倉敷市）
	くにさだ助産院（笠岡市）

岡山県
（都道府県コード33）

鏡野町	赤堀クリニック（津山市）
	津山中央病院（津山市）
	福田産婦人科（津山市）
西粟倉村	産後ケアやわらかい風（鳥取県鳥取市）
久米南町	サン・クリニック（岡山市）
	赤堀クリニック（津山市）
	津山中央病院（津山市）
	かたつむり助産院（津山市）
吉備中央町	オークスマタニティクリニック（岡山市）
	岡山市立市民病院（岡山市）
	岡山中央病院（岡山市）
	サン・クリニック（岡山市）
	谷口レディス クリニック（総社市）
	たんぽぽ助産院（倉敷市）

広島県
（都道府県コード34）

広島市	土谷総合病院
	医療法人 JR広島病院
	佐々木産婦人科
	たから助産院
呉市	中国労災病院
	末光産婦人科
	夕陽ヶ丘助産院
	たから助産院（広島市）
竹原市	たから助産院（広島市）
	夕陽ヶ丘助産院（呉市）
	ゆりかご助産院（福山市）
	Hara助産所（安芸高田市）
	助産院 よりと（安芸高田市）

広島県
（都道府県コード34）

尾道市	尾道市立市民病院
福山市	福山市民病院
	中国中央病院
	にしだ助産所
	ゆりかご助産院
府中市	（※HP施設名記載なし）
三次市	（※HP施設名記載なし）
庄原市	庄原赤十字病院
東広島市	東広島医療センター
	松田医院
	占部産婦人科
廿日市市	JA広島総合病院
	江川レディースクリニック
	河田産婦人科医院（広島市）
	たから助産院（広島市）
安芸高田市	Hara助産所
江田島市	たから助産院（広島市）
	真田病院（広島市）
	末光産婦人科（呉市）
	夕陽ヶ丘助産院（呉市）
	ゆりかご助産院（福山市）
府中町	医療法人 JR広島病院（広島市）
	佐々木産婦人科（広島市）
	真田病院（広島市）
	たから助産院（広島市）
	広島中央通り香月産婦人科（広島市）
	頼島産婦人科病院（広島市）
	夕陽ヶ丘助産院（呉市）
海田町	医療法人 JR広島病院（広島市）

広島県
（都道府県コード34）

海田町	佐々木産婦人科（広島市）
	たから助産院（広島市）
	広島中央通り香月産婦人科（広島市）
	頼島産婦人科病院（広島市）
	夕陽ヶ丘助産院（呉市）
熊野町	佐々木産婦人科（広島市）
	真田病院（広島市）
	たから助産院（広島市）
	夕陽ヶ丘助産院（呉市）
坂町	医療法人 JR広島病院（広島市）
	佐々木産婦人科（広島市）
	真田病院（広島市）
	たから助産院（広島市）
	末光産婦人科（呉市）
	夕陽ヶ丘助産院（呉市）
北広島町	北広島病院
世羅町	ゆりかご助産院（福山市）
神石高原町	中国中央病院（福山市）

山口県
（都道府県コード35）

下関市	（※HP施設名記載なし）
宇部市	（※HP施設名記載なし）
山口市	綜合病院山口赤十字病院
	ながやレディースクリニック
	助産院 赤ちゃんのほっぺ
	はしもと産婦人科（宇部市）
	しま産婦人科（宇部市）
	山口県立総合医療センター（防府市）
	手山産婦人科（防府市）

山口県
（都道府県コード35）

山口市	梅田病院（光市）
	田中病院（周南市）
	徳山中央病院（周南市）
	山陽小野田市民病院（山陽小野田市）
萩市	（※HP施設名記載なし）
防府市	山口県立総合医療センター
	手山産婦人科
下松市	（※HP施設名記載なし）
岩国市	岩国病院
	はるなウィメンズクリニック
	梅田病院（光市）
	みちがみ病院（光市）
	周東総合病院（柳井市）
	田中病院（周南市）
	徳山中央病院（周南市）
	津永産婦人科（周南市）
光市	梅田病院
	みちがみ病院
	徳山中央病院（周南市）
長門市	（※HP施設名記載なし）
柳井市	（※HP施設名記載なし）
周南市	（※HP施設名記載なし）
山陽小野田市	（※HP施設名記載なし）
和木町	岩国病院（岩国市）
	はるなウィメンズクリニック（岩国市）
上関町	梅田病院（光市）
	みちがみ病院（光市）
	周東総合病院（柳井市）
	徳山中央病院（周南市）

山口県
（都道府県コード35）

田布施町	梅田病院（光市）
	みちがみ病院（光市）
	周東総合病院（柳井市）
	徳山中央病院（周南市）
平生町	はるなウィメンズクリニック（岩国市）
	梅田病院（光市）
	みちがみ病院（光市）
	周東総合病院（柳井市）
	徳山中央病院（周南市）
阿武町	山口県立総合医療センター（防府市）

徳島県
（都道府県コード36）

徳島市	恵愛レディースクリニック
鳴門市	恵愛レディースクリニック（徳島市）
	吉野川医療センター（吉野川市）
	中山産婦人科（藍住町）
小松島市	恵愛レディースクリニック（徳島市）
吉野川市	吉野川医療センター
美馬市	中山産婦人科（藍住町）
	吉野川医療センター（吉野川市）
三好市	中山産婦人科（藍住町）
	吉野川医療センター（吉野川市）
	四国中央病院（愛媛県四国中央市）
海陽町	徳島赤十字病院（小松島市）
	たちばな学苑（阿南市）
	宝田寮（阿南市）
藍住町	中山産婦人科
上板町	恵愛レディースクリニック（徳島市）
	中山産婦人科（藍住町）

香川県
（都道府県コード37）

高松市	サンフラワー マタニティークリニック
	ぼっこ助産院
	みゆき助産院（多度津町）
丸亀市	ぼっこ助産院（高松市）
	みゆき助産院（多度津町）
坂出市	ぼっこ助産院（高松市）
	みゆき助産院（多度津町）
観音寺市	香川井下病院
	三豊総合病院
	ぼっこ助産院（高松市）
さぬき市	さぬき市民病院
	松本助産院（高松市）
	ぼっこ助産院（高松市）
東かがわ市	さぬき市民病院（さぬき市）
	ぼっこ助産院（高松市）
三豊市	香川井下病院（観音寺市）
	三豊総合病院（観音寺市）
	ぼっこ助産院（高松市）
	みゆき助産院（多度津町）
土庄町	小豆島中央病院（小豆島町）
	ぼっこ助産院（高松市）
小豆島町	小豆島中央病院
	ぼっこ助産院（高松市）
三木町	松本助産院（高松市）
	ぼっこ助産院（高松市）
直島町	松本助産院（高松市）
	ぼっこ助産院（高松市）
宇多津町	松本助産院（高松市）
	ぼっこ助産院（高松市）

香川県
（都道府県コード37）

宇多津町	みゆき助産院（多度津町）
綾川町	ぼっこ助産院（高松市）
琴平町	ぼっこ助産院（高松市）
	みゆき助産院（多度津町）
多度津町	みゆき助産院

愛媛県
（都道府県コード38）

松山市	梅岡レディースクリニック
	矢野産婦人科
	産科・婦人科　米本マタニティクリニック
	まつやま助産院
	ハートレディースクリニック（東温市）
今治市	きら病院
宇和島市	市立宇和島病院
	長野産婦人科
	萩山医院寿レディースクリニック
	山内産婦人科
八幡浜市	かわばた産婦人科（大洲市）
	よしもとレディースクリニック（大洲市）
新居浜市	ゆりかごファミリー クリニック
	こにしクリニック
西条市	西条中央病院
	サカタ産婦人科
	ゆりかごファミリー クリニック（新居浜市）
	こにしクリニック（新居浜市）
大洲市	かわばた産婦人科
	よしもとレディースクリニック
伊予市	梅岡レディースクリニック
	矢野産婦人科

愛媛県
（都道府県コード38）

伊予市	産科・婦人科　米本マタニティクリニック
	まつやま助産院
	ハートレディースクリニック（東温市）
四国中央市	四国中央病院
	こにしクリニック（新居浜市）
西予市	市立宇和島病院
	長野産婦人科
	萩山医院寿レディースクリニック
	山内産婦人科
	かわばた産婦人科（大洲市）
	よしもとレディースクリニック（大洲市）
東温市	ハートレディースクリニック
	梅岡レディースクリニック（伊予市）
	矢野産婦人科（伊予市）
	まつやま助産院（伊予市）
	松山赤十字病院（松山市）
松前町	梅岡レディースクリニック（伊予市）
	矢野産婦人科（伊予市）
	まつやま助産院（伊予市）
	産科・婦人科　米本マタニティクリニック（伊予市）
	ハートレディースクリニック（東温市）
	松山赤十字病院（松山市）
砥部町	まつやま助産院（伊予市）
内子町	かわばた産婦人科（大洲市）
	よしもとレディースクリニック（大洲市）
松野町	市立宇和島病院（宇和島市）
	長野産婦人科（宇和島市）
	萩山医院寿レディースクリニック（宇和島市）
	山内産婦人科（宇和島市）

愛媛県
（都道府県コード38）

鬼北町	市立宇和島病院（宇和島市）
	長野産婦人科（宇和島市）
	萩山医院寿レディースクリニック（宇和島市）
	山内産婦人科（宇和島市）
愛南町	市立宇和島病院（宇和島市）
	長野産婦人科（宇和島市）
	萩山医院寿レディースクリニック（宇和島市）
	山内産婦人科（宇和島市）

高知県
（都道府県コード39）

高知市	いのち育みサポートはぐあす
	浅井産婦人科内科
	アニタ助産院
	JA高知病院（南国市）
南国市	JA高知病院
	いのち育みサポートはぐあす（高知市）
	浅井産婦人科内科（高知市）
	アニタ助産院（高知市）
土佐市	いのち育みサポートはぐあす（高知市）
	浅井産婦人科内科（高知市）
	アニタ助産院（高知市）
	JA高知病院（南国市）
須崎市	アニタ助産院（高知市）
香南市	アニタ助産院（高知市）
香美市	アニタ助産院（高知市）
	JA高知病院（南国市）
いの町	いのち育みサポートはぐあす（高知市）
	浅井産婦人科内科（高知市）
	アニタ助産院（高知市）

高知県
（都道府県コード39）

仁淀川町	いのち育みサポートはぐあす（高知市）
	アニタ助産院（高知市）
佐川町	いのち育みサポートはぐあす（高知市）
	アニタ助産院（高知市）
	JA高知病院（南国市）
四万十町	アニタ助産院（高知市）

福岡県
（都道府県コード40）

北九州市	末永産婦人科・麻酔科医院
	濱口産婦人科クリニック
	足立クリニック
	市立医療センター
	小倉医療センター
	九州労災病院
	北九州助産センターお産の家よつ葉
	助産院町のさんばさん
福岡市	真田産婦人科麻酔科クリニック
	森下産婦人科医院
	竹内産婦人科クリニック
	池田功産婦人科医院
	長野産婦人科クリニック
	ガーデンヒルズウィメンズクリニック
	助産院mamita（マミータ）
大牟田市	大牟田市立病院
	河野産婦人科医院
	東原産婦人科医院
	村尾産婦人科クリニック
	いしかわ産婦人科
	まつおレディースクリニック

福岡県
（都道府県コード40）

久留米市	いづみレディスクリニック
	河田産婦人科
	産科婦人科　田崎クリニック
	とみおかレディースクリニック
	福井レディースクリニック
	産科・婦人科　みやじまクリニック
	産科・婦人科　宮原クリニック
	渡辺レディースクリニック
	深川レディスクリニック
	聖マリア病院
	のぞえの丘病院
	吉﨑助産院
	助産院「こっぽら〜っと・はしもと」
	たのしまる助産院
直方市	助産院町のさんばさん（北九州市）
	飯塚病院（飯塚市）
	みずまき助産院 ひだまりの家（水巻町）
	助産院 笑 え 望（福智町）
飯塚市	飯塚病院
	田中クリニック
	菜の花助産院
	北九州助産センターお産の家よつ葉（北九州市）
	助産院町のさんばさん（北九州市）
	吉﨑助産院（久留米市）
	有松病院（嘉麻市）
	みずまき助産院 ひだまりの家（水巻町）
	しぶや助産院（岡垣町）
	助産院 笑 え 望（福智町）
田川市	飯塚病院（飯塚市）

福岡県
（都道府県コード40）

田川市	田中クリニック（飯塚市）
	有松病院（嘉麻市）
	助産院 笑 え 望（福智町）
柳川市	立花レディースクリニック
	助産院町のさんばさん（北九州市）
	吉﨑助産院（久留米市）
	菜の花助産院（飯塚市）
	みずまき助産院 ひだまりの家（水巻町）
	しぶや助産院（岡垣町）
	助産院 笑 え 望（福智町）
八女市	公立八女総合病院
	池田産婦人科
	藤本産婦人科
筑後市	小林レディースクリニック
	のぞえの丘病院（久留米市）
	公立八女総合病院（八女市）
	池田産婦人科（八女市）
	藤本産婦人科（八女市）
大川市	立花レディースクリニック（柳川市）
行橋市	内田産婦人科医院
	しんもと産婦人科
	立野レディースクリニック
	麻の葉助産院
豊前市	内田産婦人科医院（行橋市）
	しんもと産婦人科（行橋市）
	立野レディースクリニック（行橋市）
	藤吉産婦人科（大分県中津市）
中間市	桑原産婦人科医院
	九州バースセンター姥が懐（芦屋町）

福岡県
（都道府県コード40）

中間市	みずまき助産院 ひだまりの家（水巻町）
	しぶや助産院（岡垣町）
小郡市	さとう産婦人科
	社会福祉法人慈愛会　清心乳児園（大刀洗町）
春日市	城野産婦人科クリニック
	青葉レディースクリニック（福岡市）
	真田産婦人科麻酔科クリニック（福岡市）
	竹内産婦人科クリニック（福岡市）
	ガーデンヒルズウィメンズクリニック（福岡市）
	西尾産婦人科医院（筑紫野市）
	あまがせ産婦人科（大野城市）
	まなべ産婦人科医院（大野城市）
	筑紫クリニック（志免町）
	権丈産婦人科医院（志免町）
	助産院　mamita（福岡市）
	助産院町のさんばさん（北九州市）
	助産院 笑 え 望（福智町）
大野城市	あまがせ産婦人科
	まなべ産婦人科医院
	城野産婦人科クリニック（春日市）
	助産院　mamita（福岡市）
	助産院町のさんばさん（北九州市）
	みずまき助産院 ひだまりの家（水巻町）
	助産院 笑 え 望（福智町）
宗像市	あさの葉レディースクリニック
	宗像セントラルクリニック
	石田レディースクリニック（福津市）
古賀市	愛和病院
	石田レディースクリニック（福津市）

福岡県
（都道府県コード40）

福津市	石田レディースクリニック
	宗像水光会総合病院
	あさの葉レディースクリニック（宗像市）
	宗像セントラルクリニック（宗像市）
	愛和病院（古賀市）
うきは市	（※HP施設名記載なし）
宮若市	みずまき助産院 ひだまりの家（水巻町）
嘉麻市	有松病院
	すどうクリニック（飯塚市）
	飯塚病院（飯塚市）
	北九州助産センターお産の家よつ葉（北九州市）
	助産院町のさんばさん（北九州市）
	助産院mamita（マミータ）（福岡市）
	吉﨑助産院（久留米市）
	菜の花助産院（飯塚市）
	みずまき助産院 ひだまりの家（水巻町）
	助産院 笑 え 望（福智町）
	しぶや助産院（岡垣町）
朝倉市	深川レディスクリニック（久留米市）
	さとう産婦人科（小郡市）
	社会福祉法人慈愛会　清心乳児園（大刀洗町）
	宮原レディースクリニック（大分県日田市）
みやま市	大牟田市立病院（大牟田市）
	河野産婦人科医院（大牟田市）
	東原産婦人科医院（大牟田市）
	村尾産婦人科クリニック（大牟田市）
	立花レディースクリニック（柳川市）
	北九州助産センターお産の家よつ葉（北九州市）
	助産院町のさんばさん（北九州市）

福岡県
（都道府県コード40）

みやま市	吉﨑助産院（久留米市）
	菜の花助産院（飯塚市）
	助産院 笑 え 望（福智町）
	しぶや助産院（岡垣町）
糸島市	馬渡産婦人科医院
宇美町	筑紫クリニック（志免町）
	権丈産婦人科医院（志免町）
篠栗町	藤産婦人科医院
志免町	（※HP施設名記載なし）
新宮町	愛和病院（古賀市）
芦屋町	九州バースセンター姥が懐
	桑原産婦人科医院（中間市）
	助産院町のさんばさん（北九州市）
	みずまき助産院 ひだまりの家（水巻町）
	しぶや助産院（岡垣町）
水巻町	みずまき助産院 ひだまりの家
	桑原産婦人科医院（中間市）
	九州バースセンター姥が懐（芦屋町）
	助産院町のさんばさん（北九州市）
	しぶや助産院（岡垣町）
岡垣町	しぶや助産院
	桑原産婦人科医院（中間市）
	九州バースセンター姥が懐（芦屋町）
	助産院町のさんばさん（北九州市）
	みずまき助産院 ひだまりの家（水巻町）
遠賀町	桑原産婦人科医院（中間市）
	九州バースセンター姥が懐（芦屋町）
	助産院町のさんばさん（北九州市）
	みずまき助産院 ひだまりの家（水巻町）

福岡県
（都道府県コード40）

遠賀町	しぶや助産院（岡垣町）
小竹町	飯塚病院（飯塚市）
	田中クリニック（飯塚市）
	有松病院（嘉麻市）
	助産院 笑 え 望（福智町）
	しぶや助産院（岡垣町）
鞍手町	鞍手乳児院
	みずまき助産院 ひだまりの家（水巻町）
桂川町	飯塚病院（飯塚市）
	田中クリニック（飯塚市）
	有松病院（嘉麻市）
	助産院 笑 え 望（福智町）
	しぶや助産院（岡垣町）
越前町	いづみレディスクリニック（久留米市）
	深川レディスクリニック（久留米市）
	さとう産婦人科（小郡市）
	富田産婦人科（朝倉市）
	社会福祉法人慈愛会　清心乳児園（大刀洗町）
	助産院「こっぽら〜っと・はしもと」（久留米市）
東峰村	深川レディスクリニック（久留米市）
	富田産婦人科（朝倉市）
大刀洗町	社会福祉法人慈愛会　清心乳児園
大木町	（※HP施設名記載なし）
広川町	公立八女総合病院（八女市）
	池田産婦人科（八女市）
	藤本産婦人科（八女市）
	小林レディースクリニック（筑後市）
香春町	有松病院（嘉麻市）
	助産院 笑 え 望（福智町）

福岡県
（都道府県コード40）

添田町	有松病院（嘉麻市）
	助産院 笑 え 望（福智町）
糸田町	（※HP施設名記載なし）
川崎町	有松病院（嘉麻市）
	助産院 笑 え 望（福智町）
福智町	菜の花助産院（飯塚市）
苅田町	（※HP施設名記載なし）
みやこ町	小倉医療センター（北九州市）
	内田産婦人科医院（行橋市）
	しんもと産婦人科（行橋市）
	立野レディースクリニック（行橋市）
吉富町	内田産婦人科医院（行橋市）
	しんもと産婦人科（行橋市）
	立野レディースクリニック（行橋市）
	藤吉産婦人科（大分県中津市）
上毛町	内田産婦人科医院（行橋市）
	しんもと産婦人科（行橋市）
	立野レディースクリニック（行橋市）
	麻の葉助産院（行橋市）
	藤吉産婦人科（大分県中津市）
築上町	内田産婦人科医院（行橋市）
	しんもと産婦人科（行橋市）
	立野レディースクリニック（行橋市）

佐賀県
（都道府県コード41）

佐賀市	内野産婦人科
	おおくま産婦人科
	田中産婦人科
鳥栖市	レディースクリニック山田産婦人科

佐賀県
（都道府県コード41）

伊万里市	内山産婦人科医院
	産婦人科　南ヶ丘クリニック

長崎県
（都道府県コード42）

長崎市	渕レディスクリニック
	宝マタニティクリニック
	いまむらウィミンズクリニック
	池田産科 - YOU - 婦人科医院
	小濱産婦人科医院
	花みずきレディースクリニック
	まつお産科・婦人科クリニック
	三浦産婦人科（時津町）
佐世保市	村上病院
	つきやま産婦人科
	産科・婦人科　東島レディースクリニック
	レディースクリニックしげまつ（大村市）
	まつお産婦人科（川棚町）
島原市	島原マタニティ病院
	山崎産婦人科医院
諫早市	立石産婦人科
	医療法人まごころ会 たらみエンゼルレディースクリニック
	医療法人末角会マムレディースクリニック
	医療法人 安永産婦人科
大村市	大村中央産婦人科
	レディースクリニックしげまつ
平戸市	産科婦人科　松永クリニック（佐世保市）
	医療法人佐世保晩翠会 村上病院（佐世保市）
	つきやま産婦人科（佐世保市）

長崎県
（都道府県コード42）

平戸市	内山産婦人科医院（伊万里市）
	産婦人科 南ケ丘クリニック（伊万里市）
松浦市	医療法人佐世保晩翠会 村上病院（佐世保市）
	つきやま産婦人科（佐世保市）
	内山産婦人科医院（伊万里市）
	産婦人科 南ケ丘クリニック（伊万里市）
西海市	村上病院（佐世保市）
	つきやま産婦人科（佐世保市）
	産科・婦人科　東島レディースクリニック（佐世保市）
	まつお産婦人科（川棚町）
雲仙市	島原マタニティ病院（島原市）
	山崎産婦人科医院（島原市）
	安永産婦人科医院（諫早市）
	立石産婦人科医院（諫早市）
	マムレディースクリニック（諫早市）
	たらみエンゼルクリニック（諫早市）
	いその産婦人科医院（南島原市）
南島原市	いその産婦人科医院
	島原マタニティ病院（島原市）
	山崎産婦人科医院（島原市）
時津町	三浦産婦人科医院
東彼杵町	花みずきレディースクリニック（長崎市）
	村上病院（佐世保市）
	レディースクリニックしげまつ（大村市）
	大村中央産婦人科（大村市）
	まつお産婦人科（川棚町）
川棚町	まつお産婦人科
	村上病院（佐世保市）
	つきやま産婦人科（佐世保市）

長崎県
（都道府県コード42）

波佐見町	村上病院（佐世保市）
	つきやま産婦人科（佐世保市）
	まつお産婦人科（川棚町）
佐々町	つきやま産婦人科
	村上病院

熊本県
（都道府県コード43）

熊本市	ゆのはら産婦人科医院
	福田病院
	うらさき檸檬助産院
	ウィメンズクリニック　グリーンヒル
	慈恵病院
	前田産婦人科医院
	熊本バースクリニック
	北熊本井上産婦人科医院
	清田産婦人科医院
	mahiro助産院
	医療法人セント・ソフィア　片岡レディスクリニック（八代市）
	八代レディースクリニック（八代市）
	医療法人和　愛甲産婦人科麻酔科医院（人吉市）
	国保水俣市立総合医療センター（水俣市）
	田山産科婦人科医院（宇土市）
	まつばせレディースクリニック（宇城市）
	キヌ助産院（宇城市）
	産科婦人科本原クリニック（天草市）
	喫茶子助産院（天草市）
	菊陽レディースクリニック（菊陽町）
八代市	熊本労災病院　産婦人科

熊本県
（都道府県コード43）

八代市	医療法人セント・ソフィア　片岡レディスクリニック
	八代レディースクリニック
人吉市	医療法人和　愛甲産婦人科麻酔科医院
荒尾市	いしかわ産婦人科
	まつおレディースクリニック
	大牟田市立病院（福岡県大牟田市）
	河野産婦人科医院（福岡県大牟田市）
	東原産婦人科医院（福岡県大牟田市）
	村尾産婦人科クリニック（福岡県大牟田市）
水俣市	国保水俣市立総合医療センター
玉名市	And坂本女性クリニック
	まつおレディースクリニック（荒尾市）
	慈恵病院（熊本市）
	福田病院（熊本市）
山鹿市	山鹿市民医療センター
菊池市	斎藤産婦人科
	菊陽レディースクリニック（菊陽町）
宇土市	田山産科婦人科
	まつばせレディースクリニック（宇城市）
	熊本バースクリニック（熊本市）
	慈恵病院（熊本市）
	福田病院（熊本市）
	菊陽レディースクリニック（菊陽町）
	キヌ助産院（宇城市）
上天草市	天草中央総合病院（天草市）
	本原クリニック（天草市）
	田山産科婦人科医院（宇土市）
	喫茶子助産院（天草市）
宇城市	まつばせレディースクリニック

熊本県
（都道府県コード43）

宇城市	キヌ助産院
	田山産科婦人科医院（宇土市）
阿蘇市	助産院 陽
	愛育会福田病院（熊本市）
	北熊本井上産婦人科医院（熊本市）
	清田産婦人科医院（熊本市）
	慈恵病院（熊本市）
	愛甲産婦人科麻酔科医院（人吉市）
	菊陽レディースクリニック（菊陽町）
天草市	天草中央総合病院
	産科婦人科本原クリニック
合志市	北熊本井上産婦人科医院（熊本市）
	菊陽レディースクリニック（菊陽町）
大津町	ウィメンズクリニックグリーンヒル（熊本市）
	菊陽レディースクリニック（菊陽町）
菊陽町	菊陽レディースクリニック
南阿蘇村	愛育会　福田病院（熊本市）
	医療法人聖粒会 慈恵病院（熊本市）
	菊陽レディースクリニック（菊陽町）
益城町	市原産婦人科医院
苓北町	天草中央総合病院（天草市）
	本原クリニック（天草市）

大分県
（都道府県コード44）

大分市	アンジェリッククリニック浦田
	堀永産婦人科医院
	ソフィアクリニック
	安達産婦人科
	伊東レディースクリニック

大分県
（都道府県コード44）

大分市	みやむらレディースクリニック
	いしい産婦人科醫院
	大川産婦人科病院
	ひらかわ産婦人科医院
	曽根崎産婦人科医院
	生野助産院
	あおい産婦人科（別府市）
	藤吉産婦人科（中津市）
	石井産婦人科（日田市）
	みよしクリニック（日田市）
	宮原レディースクリニック（日田市）
	すがのウィメンズクリニック（佐伯市）
	わたなべ助産院（佐伯市）
	さくら産婦人科医院（臼杵市）
	くりやまレディースクリニック（杵築市）
	みやうちウィメンズクリニック（杵築市）
	宇佐レディースクリニック（宇佐市）
別府市	あおい産婦人科
中津市	石井産婦人科（日田市）
	宮原レディースクリニック（日田市）
	みよしクリニック（日田市）
日田市	石井産婦人科
	みよしクリニック
	宮原レディースクリニック
佐伯市	すがのウィメンズクリニック
	あおい産婦人科
臼杵市	さくら産婦人科医院
	県内の施設利用可 （大分市の同一覧表をHP表示）※

大分県
（都道府県コード44）

津久見市	県内の施設利用可 （大分市の同一覧表をHP表示）※
竹田市	県内の施設利用可 （大分市の同一覧表をHP表示）※
豊後高田市	県内の施設利用可 （大分市の同一覧表をHP表示）※
杵築市	くりやまレディースクリニック
	みやうちウィメンズクリニック
	県内の施設利用可 （大分市の同一覧表をHP表示）※
宇佐市	県内の施設利用可 （大分市の同一覧表をHP表示）※
豊後大野市	県内の施設利用可 （大分市の同一覧表をHP表示）※
由布市	県内の施設利用可 （大分市の同一覧表をHP表示）※
姫島村	県内の施設利用可 （大分市の同一覧表をHP表示）※
日出町	県内の施設利用可 （大分市の同一覧表をHP表示）※
九重町	郡内指定施設※
玖珠町	友成医院

宮崎県
（都道府県コード45）

宮崎市	助産院わがや
	母と子の家 藤田助産院
	Family Care House とも
	きんかん助産院
	古賀総合病院
都城市	ほのか助産院
	上田助産院

宮崎県
（都道府県コード45）

延岡市	井上病院
	大重産婦人科医院
	山中産婦人科医院
日南市	うちむらクリニック
	産婦人科　たなかクリニック
	県立日南病院
	おっぱいハウス池田助産院
高千穂町	井上病院（延岡市）
	大重産婦人科医院（延岡市）
	山中産婦人科医院（延岡市）
日之影町	（※HP施設名記載なし）
五ヶ瀬町	（※HP施設名記載なし）

鹿児島県
（都道府県コード46）

鹿児島市	鹿児島中央助産院
	つむぐ助産院
	マミィ助産院
	Aroma助産院 まどか
	いちご助産院（日置市）
鹿屋市	内村産婦人科
	寿レディースクリニック
	竹内レディースクリニック（姶良市）
	フィオーレ第一病院（姶良市）
	鹿児島中央助産院（鹿児島市）
	マミィ助産院（鹿児島市）
	助産院ここいやし（肝付町）
枕崎市	医療法人ラフォーレ　森産婦人科
阿久根市	鹿児島中央助産院（鹿児島市）
	田島産婦人科（薩摩川内市）

鹿児島県
（都道府県コード46）

阿久根市	さんSUN助産院（出水市）
出水市	広瀬産婦人科医院
	境田医院
	さんSUN助産院
	しらおがわ助産院ママの家
	岩元助産院
	馬見新助産院
	中央助産院（鹿児島市）
	マミィ助産院（鹿児島市）
	Midwifery助産院　Umi（阿久根市）
指宿市	ラフォーレ 森産婦人科（枕崎市）
	鹿児島県助産師会 鹿児島中央助産院（鹿児島市）
	マミィ助産院（鹿児島市）
垂水市	今村総合病院（鹿児島市）
	寿レディースクリニック（鹿屋市）
	竹内レディースクリニック（姶良市）
	鹿児島中央助産院（鹿児島市）
	つむぐ助産院（鹿児島市）
	助産院ここいやし（肝付町）
薩摩川内市	田島産婦人科
	済生会川内病院
	鹿児島中央助産院（鹿児島市）
	つむぐ助産院（鹿児島市）
	マミィ助産院（鹿児島市）
	くすもと産婦人科（日置市）
	いちご助産院（日置市）
	広瀬産婦人科医院（出水市）
	境田医院（出水市）
日置市	いちご助産院

鹿児島県
（都道府県コード46）

日置市	くすもと産婦人科
	鹿児島中央助産院（鹿児島市）
	マミィ助産院（鹿児島市）
霧島市	フィオーレ第一病院（姶良市）
	竹内レディースクリニック（姶良市）
	鹿児島中央助産院（鹿児島市）
	マミィ助産院（鹿児島市）
いちき串木野市	鹿児島中央助産院（鹿児島市）
	いちご助産院（日置市）
	くすもと産婦人科（日置市）
志布志市	助産院ここいやし（肝付町）
	ほのか助産院（宮崎県都城市）
伊佐市	なかむら産婦人科
姶良市	竹内レディースクリニック
	フィオーレ第一病院
さつま町	鹿児島中央助産院（鹿児島市）
	マミィ助産院（鹿児島市）
	済生会川内病院（薩摩川内市）
	田島産婦人科（薩摩川内市）
	いちご助産院（日置市）
	なかむら産婦人科（伊佐市）
	助産院ここいやし（肝付町）
湧水町	なかむら産婦人科（伊佐市）
	竹内レディースクリニック（姶良市）
	フィオーレ第一病院（姶良市）
大崎町	寿レディースクリニック（鹿屋市）
	助産院ここいやし（肝付町）
肝付町	助産院ここいやし
屋久島町	鹿児島中央助産院（鹿児島市）

鹿児島県
（都道府県コード46）

屋久島町	マミィ助産院（鹿児島市）

沖縄県
（都道府県コード47）

那覇市	糸数病院
	安座間産婦人科
	沖縄協同病院
	沖縄県助産師会　母子未来センター（沖縄市）
宜野湾市	イジュの花助産院
	助産院パピヨン
	バークレーレディースクリニック（浦添市）
	てのひら助産院（沖縄市）
石垣市	おおそこ助産院
浦添市	バークレーレディースクリニック
名護市	沖縄県助産師会　母子未来センター（沖縄市）
	やんばる希望ヶ丘 助産院（今帰仁村）
沖縄市	中部産婦人科医院
	沖縄県助産師会　母子未来センター
	ゆいクリニック
	うえむら病院（中城村）
豊見城市	糸数病院（那覇市）
うるま市	あいレディース クリニック（沖縄市）
	中部産婦人科医院（沖縄市）
	沖縄県助産師会　母子未来センター（沖縄市）
	うえむら病院（中城村）
	やんばる希望ヶ丘 助産院（今帰仁村）
宮古島市	奥平産婦人科医院
	沖縄県助産師会　母子未来センター（沖縄市）
	ゆいクリニック（沖縄市）
	おおそこ助産院（石垣市）

沖縄県
（都道府県コード47）

南城市	ゆいクリニック（沖縄市）
	うえむら病院（中城村）
東村	（※HP施設名記載なし）
今帰仁村	やんばる希望ヶ丘 助産院
	ゆいクリニック（沖縄市）
宜野座村	やんばる希望ヶ丘 助産院（今帰仁村）
金武町	（※HP施設名記載なし）
読谷村	（※担当部署に問い合わせ）
嘉手納町	（※担当部署に問い合わせ）
北谷町	（※担当部署に問い合わせ）
北中城村	沖縄県助産師会　母子未来センター（沖縄市）
	ゆいクリニック（沖縄市）
	中部産婦人科医院（沖縄市）
	助産院パピヨン（宜野湾市）
西原町	ゆいクリニック（沖縄市）
	バークレーレディースクリニック（浦添市）
	うえむら病院（中城村）
久米島町	（※HP施設名記載なし）
与那国町	おおそこ助産院（石垣市）

おわりに

「もはや医療機関だけが医療だけをすれば良い時代ではない。官民が連携し、新しい発想を持ったNPOなどを含めて、今の時代に合った仕組みをつくっていく必要がある」――。産後ケアの第一人者で元東邦大学看護学部長の福島富士子氏はこう語る。

近年の晩婚化などによって、産前産後の大変な時期に、人の助けが十分に得られず、不安や孤独の中で育児を行う母親が増えている。そういった母親たちの一助になるのが「産後ケア事業」だ。今後は現代の母子に寄り添う「産後ケア」として、母子の愛着形成を促進し、生まれてきた子どもが幸せになるための仕組みをどうつくるかがポイントになる。

本著は一般社団法人日本子育て包括支援推進機構の協力を得て発刊に至った。代表理事の長隆氏をはじめ、理事の福島富士子氏、古谷健一氏、事務局長の藤森宣光氏、そして実際に産後ケア施設を運営する川崎市武蔵小杉の「ヴィタリテハウス」の施設長・濵脇文子氏や保育園の待機児童ゼロを4年連続で実現した東京都武蔵野市長の松下玲子氏（当時）など、多方面の有識者の方々から子育てや産後ケアの在り方について示唆に富むメッセージをいただいた。

産後ケアに携わる方々、あるいはこれから携わろうとしている方々。同機構が発刊する『産後ケアプロバイダー養成講座ハンドブック』と共に、本著を手にしていただければ理念・実務・運営という面から産後ケアを理解することができ、産後ケアがもっと身近になるのではないかと思っている。そして、真に産後ケアを理解した人たちが1人でも多く増えていくことが、日本の深刻な国家的課題となっている少子化に歯止めがかかることにつながると期待される。

本著の企画を提案くださった同機構代表理事の長氏をはじめ、各機構の方々、インタビューにご登場いただいた武蔵野市長の松下氏など、関係各位にこの場を借りて感謝申し上げたい。

2023年12月吉日

『財界』編集部

【編集代表紹介】

福島 富士子

横浜国立大学大学院環境情報学府卒業。医学博士。国立保健医療科学院を経て、2014年から2023年まで東邦大学看護学部教授。2013年一般社団法人産前産後ケア推進協会を創設。2017年一般社団法人出産・子育て包括支援推進機構創設。

濵脇 文子

2009年県立長崎シーボルト大学大学院人間健康科学科修士課程終了。2014年国立保健医療科学院専門課程Ⅱ地域保健福祉分野終了。助産師・保健師・看護師。民間での産後ケアセンターの立ち上げや、自治体での産後デイケア事業の立ち上げを行う。2020年～大阪大学医学系研究科招聘准教授。2023年4月～産前産後ケアセンターVitalitehouse施設長。

古谷 健一

順天堂大学医学部卒。防衛医科大学校 名誉教授・大学医師会長。防衛医科大学校にて産科婦人科学講座助手、産科婦人科講師、産科婦人科学講座教授・分娩部部長、手術部長に従事。日本産科婦人科学会専門医・指導医、日本生殖医学会専門医、日本周産期新生児学会専門医・指導医、日本婦人科腫瘍学会専門医、日本がん治療認定機構認定医、日本女性心身医学会認定医、日本医師会産業医等の資格を保持。

長 隆

早稲田大学第二政治経済学部卒業。税理士、公認会計士。1976年公認会計士長隆事務所開業。2002年税理士部門を法人化、東日本税理士法人に名称変更、代表社員に就任。総務省地方公営企業アドバイザー、総務省公立病院改革懇談会座長など多数の公職を歴任。

切れ目のない産後ケアを！

定価（本体1,800＋税）

乱丁・落丁はお取り替えします。

2023年12月25日第1版第1刷印刷

監　修　一般社団法人　日本子育て包括支援推進機構
発行者　村田 博文
発行所　株式会社財界研究所
住　所　〒107-0052
東京都港区赤坂3-2-12赤坂ノアビル7階
電　話　03-5561-6616
ファックス　03-5561-6619
URL　https://www.zaikai.jp/
印刷・製本　日経印刷株式会社

ISBN978-4-87932-158-9 C3036

定価はカバーにも印刷してあります。